U0238313

山东省医师协会内异症培训基地组织编写

子宫内膜异位症立体化管理
（山东体系）

王国云　　陈子江　　主编

山东大学出版社
SHANDONG UNIVERSITY PRESS
·济南·

图书在版编目(CIP)数据

子宫内膜异位症立体化管理：山东体系/王国云，陈子江主编.—济南：山东大学出版社，2022.9
ISBN 978-7-5607-7606-4

Ⅰ.①子… Ⅱ.①王… ②陈… Ⅲ.①子宫内膜异位症－防治 Ⅳ.①R711.71

中国版本图书馆 CIP 数据核字(2022)第 156910 号

策划编辑	徐　翔
责任编辑	毕文霞
文案编辑	毕玉璇
封面插图	赵英姿
封面设计	王秋忆

出版发行	山东大学出版社
社　　址	山东省济南市山大南路 20 号
邮政编码	250100
发行热线	(0531)88363008
经　　销	新华书店
印　　刷	山东蓝海文化科技有限公司
规　　格	787 毫米×1092 毫米　1/32
	4.5 印张　200 千字
版　　次	2022 年 9 月第 1 版
印　　次	2022 年 9 月第 1 次印刷
定　　价	60.00 元

《子宫内膜异位症立体化管理(山东体系)》
编委会

蒲松龄先生《聊斋志异》有云："书痴者文必工,艺痴者技必良。"借此名言来形容《子宫内膜异位症立体化管理(山东体系)》手册再合适不过。本书由王国云教授团队主持编写,凝聚了内异症方向最顶尖的妇产科力量,以最精练的语言充分展现了内异症立体化诊疗过程中的"山东智慧",同时亦是集"易学、易懂、实用、便捷"于一体的工具书。

近些年,在我国人群生活方式转变、生活压力剧增等因素的共同影响之下,内异症罹患数量逐年上升。这种疾病的患病年龄横跨青春期至绝经期,若无法得到高效的诊疗,除了机体的不适,更是对女性社会心理的一种"摧残式"打击,直接影响女性半生之健康。

山东是人口大省和医疗资源大省,庞大的患者基数使其在内异症的诊疗、科研等领域具有得天独厚的优势。本书集王教授团队及众多优秀一线工作者多年临床及科研成果于一体,总结了内异症在诊疗、管理、宣教等多方面的经验,以最直接且有效的方式展示前沿成果,我翻阅以后总有"佳书不厌百回读"之感。

我期待本手册能对内异症相关工作有一定助力作用,并且希冀在全体同道的共同努力下,让饱受疾患折磨的女性重拾信心，尽情展现"静若松生空谷，艳若霞映澄塘"之美。

冷金花

北京协和医院妇产科主任医师

教授　博士生导师

序二

提笔之初,我亦是彷徨许久,直到一日有幸见到喷薄而出的朝阳,颇具"摧开天海几飞花,烧艳东山一片霞"之壮色,这才将所思所感落笔成篇。这本小手册带给我的阅读体验宛如热烈鲜艳的朝阳,温暖而感动,我能切实地体味出其编写团队对"医者仁心,大医精诚"的诠释。

医学,是科学技术和人文主义的集合,不仅要注重"术",更要注重"道"。令我感动的是,本书除了对子宫内膜异位症这种疾病进行了精准诠释,更注重对患者的长期管理和人文关怀,这是医学的本质和灵魂。妙术为求真,而医心为求善,二者缺一不可。医学科学飞速发展,"妙手回春"已非痴梦。可是面对内异症这种管理周期长、管理方式复杂多样、具有慢性病特征的疾病,我们所追求的诊疗结局已不是"药到病除"这般简单,而是臻于"妙手回春春常在"之境,即要让患者在经过规范、立体、综合的管理后长期获益。

本手册堪称里程碑式的佳作,非常感谢王国云教授及其团队的付出与努力。希望在山东省内异症诊疗"旗帜"的带领下,不仅要走出一条独树一帜的道路,更要将"山东智慧"与更多同道分享,为内异症事业的发展助力。

孙洪军

中国医师协会副会长

山东省医师协会会长

1

专家寄语

　　此书内容新颖，结构鲜明，层次清晰，严谨科学，对内异症的预防、保健、诊断、治疗和康复进行了全方位的阐述，必将提高山东省子宫内膜异位症的诊治水平。

　　　　　　　　　　　　　　　　　　　周应芳

　　　　　　北京大学第一医院宁夏妇女儿童医院执行院长
　　　　　　　　　　　　教授　博士生导师

　　由王国云教授和陈子江院士主编的这本书，旨在建立一套内异症的立体管理体系，这对加强对基层妇科医疗机构的帮扶，提高内异症规范化诊治水平有不少帮助。

　　　　　　　　　　　　　　　　　　　郭孙伟

　　　　　　　　复旦大学附属妇产科医院研究员
　　　　　　　　　　　　教授　博士生导师

　　本书运用通俗易懂的语言阐述了子宫内膜异位症多个方面的立体化管理流程，为提高和规范子宫内膜异位症的诊治提供了非常实用的参考。

　　　　　　　　　　　　　　　　　　　姚书忠

　　　　　　　　中山大学附属第一医院妇科主任
　　　　　　　　　　　　教授　博士生导师

　　幸得佳书，手不释卷，让我们看到了国内子宫内膜异位症领域的崛起与发展、山东省医疗团队的敬业与先进，期待此书能在山东省乃至全国推广，将优良经验与各位同道共享。

　　　　　　　　　　　　　　　　　　　周坚

　　　　浙江大学医学院附属妇产科医院普通妇科主任
　　　　　　　　　　　　教授　博士生导师

　　子宫内膜异位症(简称"内异症")发病率高,严重影响女性的身心健康,需按照慢性病进行长期管理。近年来,随着新型药物的上市、新治疗方法的涌现,内异症的治疗进入了新的阶段。山东省人口和医疗结构众多,内异症患者数量居全国前列,但各级医疗机构对内异症的诊断、治疗及长期管理意识差异较大。因此,我们团队在陈子江院士的引领及指导下,首次尝试建立基于山东省内异症现况及特征的立体化管理体系,旨在提高内异症早期诊断,加强内异症规范化、个体化治疗,推进各级医疗机构对内异症进行长期管理。通过建立山东省内异症多学科诊疗平台及内异症数据库,进行统筹汇总,实时反馈,分层次、分阶段、分级别、立体化统筹管理内异症的诊治,组建一支高水平的内异症专业诊治团队。

　　"合抱之木,生于毫末;九层之台,起于累土;千里之行,始于足下。"我们深知良好的管理基础对于临床决策的重要性,这个基础必须是紧跟前沿、一致公认、切实有效的,当然也必须能以书面的形式呈现出来以供参考,这也是我们编写此手册的初衷。我们希望通过一些小小的努力,使最规范、最高效、最先进的患者管理经验得以推广,让内异症的管理真正实现"统筹化、规范化、个体化、立体化、长期全程化",五位一体,全面提升我省乃至全国的内异症综合诊疗水平。我们希望通过这本手册,能将内异症诊治的宝贵经验分享给山东省各级医疗机构中的妇产科医师们,以期实现各级医疗机构对内异症诊治的立体化管理。

本书的编写得到了郎景和院士、冷金花教授等国内知名学者以及山东省内异症相关专家的大力支持，在此一并感谢。尽管如此，因知识水平有限以及新知识的不断涌现，本书可能存在错误和不当之处，敬请读者不吝赐教。

山东省立医院妇科主任

教授 博士生导师

目录

第1章

概述

近年来,子宫内膜异位症(简称"内异症")的临床诊治受到了越来越多的重视。随着新型药物的研发上市,微创、介入等新型治疗方式的技术进步及广泛应用,内异症的诊治从单纯治疗疾病本身跨越到个性化、立体化的诊疗模式。山东省内异症立体化管理体系的建立,以国内外专家指南共识和严谨科学的数据为基础,经山东省内异症专家组多次讨论,以统筹化、规范化、个体化、立体化、长期管理的诊治理念为引导,结合当前山东省各级医疗机构资源分配和治疗现状,以期全面提高山东省内异症诊疗水平。

1.1 山东省内异症立体化管理体系建立的必要性

山东省幅员辽阔,辖 16 个地级市,共 136 个县级行政区。第七次全国人口普查公报显示,山东省常住人口约为 1.02 亿,其中女性人口为 5009.5 万,占比 49.34%。截至 2020 年 3 月底,山东省共有公立医院 2615 家。各级医疗机构对内异症诊治水平不一,对内异症相关药物治疗及长期管理意识差异较大,当前山东省内异症的确诊患者数量远低于实际发病的患者数量。

因此,山东省内异症立体化管理体系的建立,旨在提高内异症早期诊断率,加强内异症规范化、个体化治疗,推进各级医疗机构对内异症长期管理,做到有据可依,分级诊疗,运转有序;建立山东省内异症多学科诊疗(multi-disciplinary team,MDT)平台及山东省内异症数据库,进行统筹汇总,实时反馈;分层次、分阶段、分级别、立体化、统筹管理内异症的诊治,组建一支高水平的内异症专业诊治团队,提高山东省内异症的诊治水平。

1.2 山东省内异症立体化管理体系的原则和目标

1.2.1 内异症立体化管理体系的原则

坚持以患者为中心,解决临床问题,改善疾病症状,促进生育,减少疾病复发,实现全程立体化管理。

1.2.2　内异症立体化管理体系的目标

根据患者年龄、症状、诉求及各级医疗机构特点,分层次、分阶段、分级别、立体化管理。重在早期诊断内异症,规范治疗内异症,提高患者生活质量,预防恶变,对患者长期、立体化管理。

1.2.3　内异症立体化管理体系的重点

内异症立体化管理体系的重点是:①重视早期筛查及诊断,减少诊断延迟。做到早诊断、早干预、延缓疾病进展,促进生育。②规范手术时机、手术方式。根据各级医疗机构特点,分层治疗和管理,减少疾病漏诊,规范术后辅助治疗策略,预防术后复发。③基于不同年龄段患者的疾病特点及诉求,进行个体化、全程化、立体化的管理,以期提高患者的生活质量。④建立山东省内异症 MDT 平台及山东省内异症数据库,以达到统筹管理、疑难诊疗、实时反馈、数据汇总。

1.3　山东省内异症分级诊疗体系的建立

山东省医疗机构众多,各级医疗机构诊断设备、医疗人员对内异症诊治水平不一,内异症相关药物治疗及长期管理意识差异大。山东省内异症分级诊疗体系的建立,可整合区域内医疗资源,加强对基层妇科医疗机构的帮扶,提高山东区域内异症的规范化诊疗水平,使山东省各级医院均能发挥其优势作用,组建一支高水平的专业内异症诊治团队。山东省内异症分级诊疗流程见图 1-1。

1.4　山东省内异症 MDT 体系和数据库的建立

MDT 是由多学科医学专家以共同讨论的方式,为患者制定个性化诊疗方案的过程,该诊疗模式可为所讨论的病例提供最合乎诊疗规范且兼顾个体化的诊治方案。借助互联网以及视频会议,建立山东省内异症 MDT 体系,能充分发挥各级医疗机构优势,加强各级医疗机构联动,进一步强化分级诊疗效能,统筹汇总山东省内异症疾病数据,推进内异症规范化治疗,加强疑难危重病例的诊治,促进院级双向转诊。山东省内异症 MDT 平台见图 1-2。

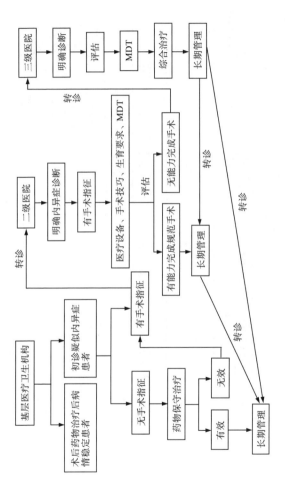

图 1-1 山东省内异症分级诊疗流程图

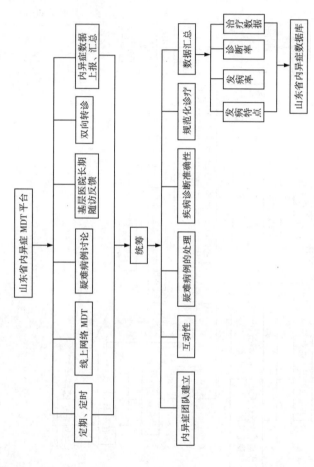

图 1-2 山东省内异症 MDT 平台

　　采取以周、月、季度、半年、年为周期的远程 MDT 会议,定时、定期对疑难病例进行 MDT 会诊分析,将各级医疗机构内异症数据分类汇总,实时反馈,及时掌握长期规范管理及随访成效,有利于分级诊疗、双向转诊,建立山东省内异症专业诊疗团队,规范诊疗行为,加强对内异症的长期管理。

(山东省立医院　王国云)

第 2 章

子宫内膜异位症的定义、流行病学和发病机制

2.1 定义

子宫内膜异位症(endometriosis,简称"内异症")是指子宫内膜组织(包括腺体和间质)在子宫腔被覆内膜及子宫以外的部位出现、生长、浸润及反复出血,主要表现为盆腔结节或盆腔包块、疼痛、不孕等。内异症是一种激素依赖性、慢性炎性疾病,在形态学上呈良性表现,但具有类似恶性肿瘤的特点。异位内膜可出现在身体的任何部位,如肠管、膀胱、输尿管、肺、胸膜及脐部等,但大多数位于盆腔脏器和壁腹膜,以卵巢、宫骶韧带最为常见,其次为子宫及其他脏腹膜、直肠阴道隔等处。

2.2 流行病学

近年来,内异症的发病率呈明显上升趋势。育龄期女性是内异症的高发人群,约 10% 的育龄期女性患有内异症。目前研究显示,全球有近 2 亿育龄期女性患有内异症。内异症的真正患病率目前尚不确切。在无症状女性中,内异症的患病率为 2%~11%;20%~50% 的不孕女性合并有内异症;因盆腔痛住院治疗的患者中,患病率为 5%~21%;在慢性盆腔疼痛女性中的发病率为 71%~87%;妇科手术时有 5%~15% 的女性发现有内异症存在。在有症状的青少年中,伴有慢性盆腔痛的患病率约为 49%,而在疼痛治疗不敏感的青少年中患病率高达 75%。

2.3 发病机制

内异症的发生与性激素、炎症、免疫、遗传等因素相关,但内异症的发生机制目前尚不明确,以 Sampson 经血逆流种植为主导理论,在位内膜的特质起决定作用,其他发病机制包括体腔上皮化生、血管及淋巴转移学说以及干细胞理论等。

2.3.1 经血逆流理论

1921 年,Sampson 首先提出经血逆流种植理论,即子宫内膜腺上皮和间质细胞可随经血逆流,经输卵管进入盆腹腔,经过黏附、侵袭、血管形成等过程,得以种植、生长,形成异位病灶。70%~90%的女性存在经血逆流的现象,在经血或早卵泡期的腹腔液中,都可以见到存活的内膜细胞。但是经血逆流学说不能解释为什么生育期女性大多数都存在经血逆流,但只有 10%患有内异症,也不能解释发生在盆腔外的内异症。

2.3.2 在位内膜决定论

内异症患者与非内异症患者的子宫在位内膜存在生物学特质方面的不同,两者的黏附性、侵袭性、血管形成性、细胞凋亡性等都有差异。研究显示,经血中的子宫内膜细胞能否完成种植生长,在位内膜的特质起决定性作用。

2.3.3 体腔上皮化生

该学说认为卵巢生发上皮和盆腔腹膜均是由体腔上皮分化而来。具有高度化生潜能的体腔上皮受到雌激素、经血及慢性炎症刺激后,被激活而转化成内膜组织。该学说可以解释苗勒管发育不全时内异症的发生机制。

2.3.4 血管及淋巴管转移

有研究者在显微镜下发现了淋巴管、淋巴结和盆腔静脉内有子宫内膜组织,说明内膜组织可以通过淋巴管向远处播散,发生异位种植。

2.3.5 干细胞理论

在位子宫内膜中存在子宫内膜干细胞和祖细胞群,随经血逆流时脱落,可能在异位病变的发展中发挥作用。

2.3.6 医源性种植

剖宫产术后继发腹壁切口内异症或阴道分娩后会阴切口内异症,可能是手术过程中子宫内膜直接种植于切口所致。

现在的观点认为,内异症与基因、表观遗传学、血管新生、神经新生、上皮间质转化、孕激素抵抗、异常增殖和凋亡、炎症等多种因素密切相关。内异症是一个复杂的临床问题,目前任何一种学说都不能完全解释内异症。

(淄博市中心医院 张哲)

第 3 章

子宫内膜异位症的临床病理分型

　　内异症的基本病理变化为异位子宫内膜随卵巢激素周期性变化而发生出血,导致周围纤维组织增生、粘连和囊肿,出现紫褐色斑点或小泡,最终成为紫褐色实质性结节或包块。异位内膜的周期性变化与在位内膜并不一定同步,多表现为增殖期改变。典型的异位内膜组织在镜下可见子宫内膜腺体、间质、纤维素及出血等成分。无色素型早期异位病灶一般可见到典型的内膜组织,但是病灶反复出血后,组织结构被破坏而难以发现典型内膜组织,出现临床症状典型而组织学特征极少的不一致现象。肉眼正常的腹膜组织,镜检时发现子宫内膜腺体及间质,称为镜下内异症。

　　内异症根据发生部位的不同,分为腹膜型内异症、卵巢型内异症、深部内异症、其他部位的内异症(包括瘢痕内异症和盆腹腔外内异症)。腹膜型内异症是内异症的主要类型,卵巢型内异症占17%～44%,而深部内异症约占 20%。内异症临床病理分型见图 3-1。

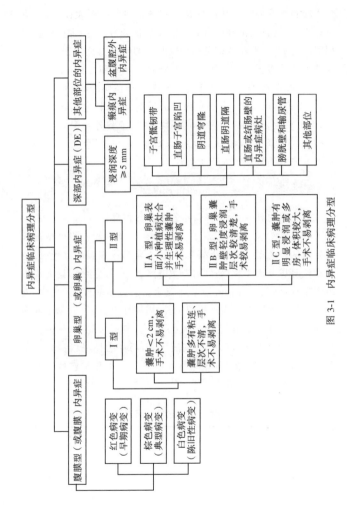

图 3-1　内异症临床病理分型

3.1 腹膜型内异症（peritoneal endometriosis）

腹膜型内异症病灶出现在盆腔腹膜和各脏器表面，以子宫骶韧带、子宫直肠窝和子宫后壁下段浆膜最为常见，主要包括早期的红色病变、典型的棕色病变以及陈旧性的白色病变，还有腹膜缺损以及腹膜袋等。腹膜型内异症分为两种类型：①色素沉着型，即存在典型的蓝紫色或褐色腹膜异位结节，术中较易辨认；②无色素沉着型，为子宫内膜的早期病变，较色素沉着更常见，也更具生长活性，表现形式多种多样，依其外观又可分为红色病变（早期病变）和白色病变（陈旧性病变），无色素沉着病灶发展成典型的病灶需 6～24 个月。

3.2 卵巢型内异症（ovarian endometriosis）

卵巢型内异症又称"卵巢子宫内膜异位囊肿"（ovarian endometrioma），约 80% 病变累及一侧，50% 累及双侧。卵巢型内异症分为两种类型。①微小病变型：位于卵巢浅表层的红色、蓝色或棕色等斑点或小囊，病灶只有数毫米大小，常导致卵巢与周围组织粘连，刺破后有咖啡色液体流出。②典型病变型：又称"囊肿型"，异位内膜在卵巢皮质内生长、周期性出血，形成单个或多个囊肿。囊肿表面呈灰蓝色，大小不一。典型情况下，陈旧性血液聚集在囊内形成咖啡色黏稠液体，似巧克力样，故俗称"卵巢巧克力囊肿"或"巧囊"。根据异位囊肿的大小和粘连情况又可分为 I 型和 II 型，见表 3-1。

表 3-1　卵巢子宫内膜异位囊肿的分类

I 型	囊肿直径多<2 cm，囊壁多有粘连、层次不清，手术不易剥离
II 型	
II A 型	卵巢表面小的内异症种植病灶合并生理性囊肿，如黄体囊肿或滤泡囊肿，手术易剥离
II B 型	卵巢囊肿壁有轻度浸润，层次较清楚，手术较易剥离
II C 型	囊肿有明显浸润或多房，体积较大，手术不易剥离

3.3　深部内异症(deep endometriosis,DE)

DE 指内异症的病灶浸润深度大于等于 5 mm,累及部位包括子宫骶韧带、直肠子宫陷凹、阴道穹隆、直肠阴道隔、直肠或者结肠壁等,也可侵犯至膀胱壁和输尿管等。侵及直肠阴道隔包括两种情况:①假性直肠阴道隔内异症,即由于直肠窝的粘连封闭,病灶位于粘连下方;②真性直肠阴道隔内异症,即病灶位于腹膜外,在直肠阴道隔内,子宫直肠窝无粘连或仅有轻度变形。

3.4　其他部位的内异症

其他部位的内异症包括瘢痕内异症(如会阴切口和腹壁切口),还有其他少见的远处内异症(如脑、鼻、肺、胸膜、腿部肌肉等部位)。

(淄博市中心医院　窦洪涛　张哲)

第4章

子宫内膜异位症的临床诊断

内异症缺乏典型的临床症状或生物学指标,临床表现不典型,难以与其他疾病鉴别,导致内异症存在诊断延迟的现象。内异症诊断延迟是指从出现疼痛症状到手术确诊内异症的时间发生延迟。诊断延迟的原因包括症状的"正常化"和误诊,平均延迟 4～11 年,而中国患者延迟时间高达 13 年。其带来的危害包括延误有效治疗的时机,增加慢性盆腔痛和不孕的风险,增加手术机会和治疗难度等。另外,随着内异症患者延迟诊断时间的延长,相关诊疗费用显著增加。只有将内异症的定义从组织病理学向临床症状学转变,才能对内异症患者进行早诊断、早治疗。

世界内异症学会提出,需要腹腔镜检查确诊内异症,这一观点应当被重新审视,因为研究者已证明内异症的非手术诊断有高度可靠性。通过临床病史、查体、症状及辅助检查能够临床诊断内异症,从而减少诊断延迟。内异症的临床诊断见表 4-1,诊断流程见图 4-1。

4.1 病史

内异症主要病史包括青少年期痛经史,经常性慢性盆腔痛,痛经对非甾体类抗炎药不敏感,不孕史,既往腹腔镜诊断内异症,内异症家族史等。虽然没有足够证据表明症状日记、问卷调查及应用程序可以早期发现、早期诊断内异症,但在病史采集过程中有助于患者描述症状。

表 4-1 内异症的临床诊断表

考虑子宫内膜异位症	评估症状		考虑子宫内膜异位症以外的其他诊断
	持续性和(或)加剧性、周期性或间断性盆腔痛； 痛经； 深部性交痛； 周期性大便、小便困难； 周期性远处器官(肺、皮肤)出血症状	无月经的青少年出现严重的疼痛，月经失调或痉挛性疼痛，需考虑生殖道梗阻 伴随症状： ①严重的非周期性便秘、腹泻需考虑肠易激综合征； ②尿痛或侧腹痛考虑尿路结石； ③尿路症状如血尿、尿频考虑间质性膀胱炎	
	追溯病史		
	不孕史； 青少年期痛经史，反复发作的慢性盆腔痛； 痛经对非甾体抗炎药不敏感； 内异症家族史	青少年无月经或其他生殖道梗阻情况； 手术相关疼痛病史(如术后神经损伤、肠梗阻等)	
	专科检查		
	深部结节； 子宫后倾； 内异症相关包块； 肉眼可直观的内异症(如窥器下可见或皮肤病变)	盆底肌痉挛； 盆底肌、外阴或其他部位严重的触痛； 内异症无关的包块(如肌瘤)	
	影像检查		
	卵巢子宫内膜异位囊肿超声表现； 超声软指标(如滑动征)； 结节和包块	子宫腺肌病和子宫肌瘤(尽管其可能具有内异症表现)	
	表格右侧的症状，需要考虑其他诊断可能与内异症并存，并不能排除内异症存在		

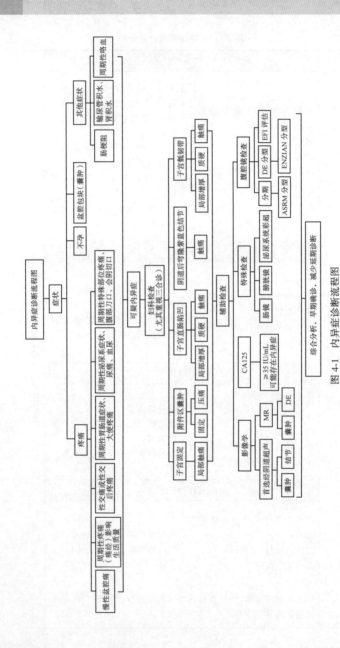

图 4-1 内异症诊断流程图

4.2　症状

符合以下 1 项或更多周期性或非周期性症状即可怀疑内异症：①慢性盆腔痛；②痛经，影响日常活动和生活质量；③性生活过程中或结束后深部疼痛；④周期性胃肠症状，尤其是排便疼痛或困难；⑤周期性泌尿系统症状，尤其是血尿或排尿痛；⑥肩部疼痛、月经性气胸、周期性咳嗽、咯血、胸痛；⑦周期性瘢痕肿胀和疼痛；⑧合并以上 1 项或更多症状的不孕。在不同的患者中，内异症的疼痛程度、频率和持续时间存在很大差异。

侵犯特殊器官的内异症常伴有其他症状。肠道内异症常有消化道症状，如便频、便秘、便血、排便痛，严重时可出现肠梗阻。膀胱内异症可出现尿频、尿急、尿痛甚至血尿。输尿管内异症常发病隐匿，多因输尿管扩张或肾积水就诊，甚至会出现肾萎缩。肺及胸膜内异症可出现周期性咯血、胸痛及气胸。切口部位内异症表现为切口部位结节伴有与经期密切相关的疼痛。

4.3　体征

尽管妇科查体对内异症诊断的准确性相对较低，但临床医师对所有怀疑内异症的患者都应行妇科检查（双合诊、三合诊），尽量识别深部结节或卵巢子宫内膜异位囊肿。部分影像学检查结果为阴性的早期内异症患者，在妇科检查中可能会出现相关部位的结节及触痛。内异症的典型体征包括子宫后倾固定、局部触痛，附件区可扪及囊性包块，且囊肿固定、活动度差、压痛，阴道后穹窿、直肠子宫陷凹、宫骶韧带痛性结节等。因深部内异症病灶多位于后盆腔，因此三合诊尤为重要。月经期间的妇科检查可以提高深部内异症的诊断。

4.4　辅助检查

4.4.1　生物标志物

临床医师不应使用子宫内膜组织、血液、经血或宫腔液中的生物标志物来诊断内异症，原因是这些生物标志物具有较低的敏感度和特异性。糖类抗原 125（CA125）升高（$\geqslant 35$ IU/mL）可能提示存在内异症，但其特异性及敏感性均具有局限性。CA125

水平升高更多见于重度内异症，对于早期内异症的诊断敏感性不高，且与多种疾病有交叉阳性反应。但是对于 CA125 升高的内异症，血清 CA125 水平可用于内异症病灶活动情况的评估及治疗疗效的随访。

4.4.2　影像学检查

临床医师应意识到影像学阴性也不能排除诊断，影像学检查的敏感性因内异症病灶部位不同而有差异。

（1）超声检查：推荐使用经阴道超声诊断或排除内异症，对于不适合行经阴道超声检查者，可考虑经腹超声或经直肠超声检查。超声诊断卵巢子宫内膜异位囊肿具有安全、可靠、费用较低、灵敏度和特异度较高等特点，可作为首选方法。对于子宫骶韧带和直肠-乙状结肠的内异症病灶，经阴道和直肠的超声检查同样可作为首选的检查手段。但对于部分病灶位置较深、较胖或肠内气体干扰较多的患者，超声往往不满意，磁共振成像可以作为另一种选择。

（2）磁共振成像（magnetic resonance imaging，MRI）检查：子宫骶韧带、直肠子宫陷凹和直肠阴道隔的深部内异症病变位置较深，妇科检查往往无法确诊，需进一步评估（直肠内镜超声检查和 MRI 检查）。MRI 对诊断深部内异症的敏感性和特异性较高。

4.4.3　其他检查

怀疑输尿管、膀胱内异症或肠道内异症时，可行静脉肾盂造影、膀胱镜及肠镜等检查。

4.5　腹腔镜检查

早期的内异症病灶影像学多无特殊发现，若症状持续存在（特别是经期疼痛或性交痛），临床高度怀疑内异症时，即使妇科检查、影像学检查正常，也不应排除内异症的诊断，可考虑进一步行腹腔镜检查来诊断和治疗。若患者出现痛经或慢性盆腔痛经药物治疗无效，合并不孕、高度怀疑恶变等情况，也需进行腹腔镜检查。目前研究认为腹腔镜检查不再是诊断内异症的"金标准"，尽管组织学阴性并不能排除内异症，但腹腔镜检查时应尽量通过组织学明确诊断。目前，没有证据表明是经验性药物治疗还是诊断性腹腔镜检查更具有优越性,因此对所有怀疑内异症的患者,都可以选择诊断性腹腔镜探查或者影像学结合经验性治疗,建议向患者告知利弊后再做决策。腹腔镜手术对盆腔腹膜病灶、盆腹腔脏器累及和粘连等情况有着重要的诊断和治疗价值。腹腔镜手术诊断包括内异症的分期、DE 的分型及生育力评估等。

4.6　鉴别诊断

内异症应与下列疾病相鉴别。

4.6.1　卵巢恶性肿瘤

卵巢恶性肿瘤早期无症状,有症状时多有持续性腹痛腹胀,病情发展快。妇科检查可在子宫直肠窝触及无触痛结节,且多伴有腹水。超声图像显示肿瘤为囊实性或实性,内部血流丰富。CA125 值多显著升高。腹腔镜检查或剖腹探查可鉴别。

4.6.2　盆腔炎性肿块

盆腔炎性肿块多有急性或反复发作的盆腔感染史,疼痛无周期性,可伴发热和白细胞增高等,抗生素治疗有效。

4.6.3　子宫腺肌病

子宫腺肌病痛经症状与内异症相似,但疼痛多位于下腹正中。妇科检查子宫多均匀性增大,呈球形,质硬,经期检查子宫触痛明显。本病常与内异症并存。

4.6.4　卵巢黄体囊肿

卵巢黄体囊肿一般无症状,超声检查可发现低回声囊肿,发生破裂时可出现下腹一侧突发性疼痛,囊肿在月经后半周期出现,月经来潮后囊肿可消失,一般无痛经症状。

（山东省立医院　魏增涛;淄博市中心医院　张哲）

第 5 章

子宫内膜异位症的相关评分系统

与内异症相关的评分系统包括美国生殖医学会（American Society for Reproductive Medicine，ASRM）评分表、内异症生育指数（endometriosis fertility index，EFI）评分表、输卵管卵巢最低功能评分（least function，LF 评分）、疼痛评分等，这些评分系统对评估病情以及指导治疗有重要的作用。

5.1 美国生殖医学会分期

目前，我国多采用 ASRM 提出的修正子宫内膜异位症分期法（revised-American Fertility Society，r-AFS 分期法）。ASRM 分期需要借助腹腔镜或剖腹探查，主要根据内膜异位病灶的部位、数目、大小、深浅、粘连的范围和程度以及子宫直肠窝的封闭程度进行评分。ASRM 将内异症分为 4 期，分期见表 5-1，评分见表 5-2。

表 5-1　ASRM 分期

分期（严重程度）	评分/分
Ⅰ（微小病变）	1～5
Ⅱ（轻度）	6～15
Ⅲ（中度）	16～40
Ⅳ（重度）	＞40

表 5-2　内异症 ASRM 分期评分表

类别	异位病灶				粘连				直肠子宫陷凹封闭的程度	
	位置	大小			程度	范围			部分	完全
		<1 cm	1~3 cm	>3 cm		<1/3 包裹	1/3~2/3 包裹	>2/3 包裹		
腹膜	表浅	1	2	3	—	—	—	—	—	—
	深层	2	4	6	—	—	—	—	—	—
卵巢	右侧，表浅	1	2	4	右侧，轻	1	2	4	—	—
	右侧，深层	4	16	20	右侧，重	4	8	16	—	—
	左侧，表浅	1	2	4	左侧，轻	1	2	4	—	—
	左侧，深层	4	16	20	左侧，重	4	8	16	—	—
输卵管	—	—	—	—	右侧，轻	1	2	4	—	—
	—	—	—	—	右侧，重	4	8	16	—	—
	—	—	—	—	左侧，轻	1	2	4	—	—
	—	—	—	—	左侧，重	4	8	16	—	—
直肠子宫陷凹封闭	—	—	—	—	—	—	—	—	4	40

注：如果输卵管伞端完全粘连，评分为 16 分；如果患者只剩一侧附件，其卵巢及输卵管的评分应乘以 2；"—"代表无此项。

5.2 输卵管卵巢最低功能评分

LF 评分指最低功能评分，对单侧（左侧或右侧）输卵管、输卵管伞端、卵巢 3 个部位各自进行评分，两侧均取单侧评分最低者，两者相加即为 LF 评分，以此纳入最后的统计，见表 5-3。

表 5-3 输卵管卵巢 LF 评分

部位		描述	评分
输卵管	正常	外观正常	4
	轻度受损	浆膜层轻微受损	3
	中度受损	浆膜层或肌层中度受损，活动度中度受限	2
	重度受损	输卵管纤维化或轻中度峡部结节性输卵管炎，活动度重度受限	1
	无功能	输卵管完全阻塞，广泛纤维化或峡部结节性输卵管炎	0
输卵管伞端	正常	外观正常	4
	轻度受损	伞端轻微损伤伴有轻微的瘢痕	3
	中度受损	伞端中度损伤伴有中度的瘢痕，伞端正常结构中度缺失伴轻度伞内纤维化	2
	重度受损	伞端重度损伤伴有重度的瘢痕，伞端正常结构大量缺失中度伞内纤维化	1
	无功能	伞端重度损伤伴有广泛的瘢痕，伞端正常结构完全缺失伴输卵管完全性梗阻或积水	0
卵巢	正常	外观正常	4
	轻度受损	卵巢体积正常或大致正常，卵巢浆膜层极小或轻度受损	3
	中度受损	卵巢体积减小 $1/3 \sim 2/3$，卵巢表面中度受损	2
	重度受损	卵巢体积减小 2/3 或更多，卵巢表面重度受损	1
	无功能	卵巢缺失或完全被粘连所包裹	0

5.3 子宫内膜异位症生育指数评分

对于内异症合并不孕的患者,应对其生育力进行评估。EFI评分对患者年龄,不孕时间,不孕类型,以及输卵管、子宫、卵巢功能情况进行分析及量化评分,是一种客观衡量腹腔镜手术成功率及术后妊娠率的重要指标。使用EFI评分评估术后自然妊娠情况的前提是男方精液正常,同时女方卵巢储备功能正常且不伴有子宫腺肌病。在该前提下,EFI评分越高,妊娠概率越高。需要注意的是,青春期及生育年龄患者在术前和术后均应该进行生育力评估。EFI评分标准见表5-4。

表 5-4 内异症生育指数(EFI)的评分标准

	类别	评分
病史因素	年龄≤35 岁	2
	年龄 36～39 岁	1
	年龄≥40 岁	0
	不孕年限≤3 年	2
	不孕年限＞3 年	0
	原发性不孕	0
	继发性不孕	1
手术因素	LF 评分 7～8 分	3
	LF 评分 4～6 分	2
	LF 评分 0～3 分	0
	ASRM 评分(异位病灶评分之和)＜16 分	1
	ASRM 评分(异位病灶评分之和)≥16 分	0
	ASRM 总分＜71 分	1
	ASRM 总分≥71 分	0

注:LF 评分指对单侧(左侧或右侧)输卵管、输卵管伞端、卵巢 3 个部位各自进行评分,两侧均取单侧评分最低者,两者相加,以此纳入最后的统计。

5.4 痛经评分

内异症痛经评分常用视觉模拟评分法（visual analogue scale，VAS）和数字评定量表（numerical rating scale，NRS）。

5.4.1 视觉模拟评分法（VAS）

在白纸上画出一条水平线段，长度为 10 cm，在该线段上不做任何标记，线段的最左端代表"无疼痛"，线段的最右端代表"可以想象的最剧烈程度的疼痛"。患者可根据本身病情疼痛的情况在线段上做出相应标记，然后用刻度尺测量出线段最左端至标记处的线段长度，以线段长度代表患者的 VAS 评分（10 分制），见图 5-1。患者标记后，采用刻度尺测出从线段最左边至标记处的长度，代表患者的痛经 VAS 评分。

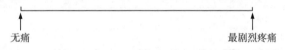

无痛　　　　　　　　　　　　　　　　　最剧烈疼痛

图 5-1　VAS 评分

5.4.2 语言数字评定量表（NRS）

将一条直线平均分成 10 份，在每个点用 0～10 分表示疼痛依次加重的程度，0 分为无痛，10 分为剧痛，让患者圈出最能代表自身疼痛程度的数字，见图 5-2。与 VAS 评分相比，NRS 评估疼痛程度快速简单，患者对其接受性更好，尤其是文化水平较低的患者。

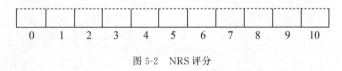

0　1　2　3　4　5　6　7　8　9　10

图 5-2　NRS 评分

NRS 评分疼痛分级：①无痛：0 分。②轻度疼痛：1～3 分，1 分指安静平卧不痛，翻身、咳嗽时痛；2 分指咳嗽时痛，深呼吸不痛；3 分指安静平卧不痛，咳嗽、深呼吸痛。③中度疼痛：4～6 分，4 分指安静平卧时间歇痛，开始影响生活质量；5 分指安静平卧时持续疼痛；6 分指安静平卧时疼痛较重。④重度疼痛：7～

10 分,7 分指疼痛较重,翻转不安,疲乏,无法入睡;8 分指持续疼痛难忍,全身大汗;9 分指疼痛剧烈,无法忍受;10 分指最疼痛,"生不如死"。

（山东省立医院　张露　李秋菊）

第 6 章

子宫内膜异位症的治疗原则、药物及手术治疗概述

6.1 内异症的治疗目标和原则

6.1.1 治疗目标

缩减和去除病灶,减轻和控制疼痛,改善和促进生育,预防和减少复发。

6.1.2 治疗原则

坚持以患者为中心,解决临床问题,分年龄和阶段处理,改善疾病症状,促进生育,减少疾病复发,注重长期管理和综合治疗,警惕恶变。

6.2 内异症的药物治疗

药物治疗是长期管理内异症的重要方法,能够改善症状,控制疾病进展。药物应安全有效,能够长期使用,耐受性较好。药物治疗的目的是营造低雌激素环境,抑制异位内膜的生长或使之萎缩,或改善内异症的相关疼痛症状。常见的治疗内异症的药物包括非甾体抗炎药(nonsteroidal antiinflammatory drugs,NSAIDs)、复方口服避孕药(combination oral contraceptives,COC)、孕激素类药物、促性腺激素释放激素激动剂(gonadotrophin-releasing hormone agonist,GnRH-a)及中药等。内异症常用药物一览表见图 6-1。

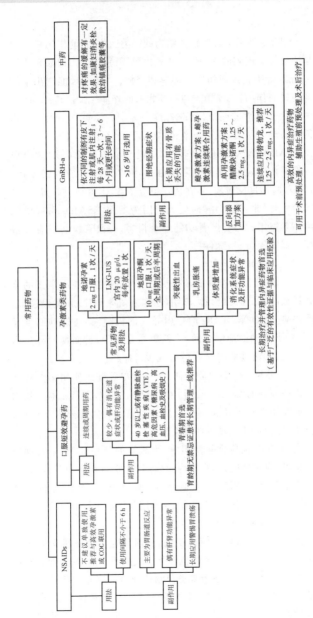

图 6-1 内异症常用药物一览表

6.2.1 NSAIDs

NSAIDs 是指不含有甾体结构的一类药物,它的作用机制主要是通过抑制前列腺素(PGs)环氧化酶,阻止花生四烯酸转化为PGs;在局部阻止致痛物质的形成和释放。NSAIDs 能产生中等程度的镇痛作用,主要用于与经期相关的疼痛。NSAIDs 不能阻止内异症的病情进展,仅能改善疼痛症状。常见 NSAIDs 药物包括对乙酰氨基酚、吲哚美辛、双氯芬酸钠、尼美舒利等。

NSAIDs 单独使用效果较差,建议与孕激素或 COC 联合应用。按需使用,注意使用间隔应在 6 小时以上,不宜叠加使用。NSAIDs 的不良反应较多,在使用中应注意:①容易引起胃、十二指肠溃疡,因此有溃疡病病史或曾因为使用 NSAIDs 引起消化道溃疡者慎用。②有肝肾功能显著损害、心血管疾病或者血液系统等器质性病变者慎用。

6.2.2 COC

COC 为雌激素和孕激素的复方制剂,抑制促性腺激素的合成和释放,常见种类包括优思明(屈螺酮炔雌醇片)和优思悦(屈螺酮炔雌醇 Ⅱ)等。COC 治疗内异症的机制:①通过抑制下丘脑-垂体-卵巢轴而抑制排卵、降低雌激素水平,进而抑制异位内膜的生长;②通过抑制 PGs 的合成缓解痛经。

COC 可与 GnRH-a 联合使用,或者单独连续使用第 3 代孕激素作用较强的 COC。使用 COC 不会出现 GnRH-a 等药物引起的低雌激素水平相关不良反应。如患者无生育要求,可以长期使用,停药后即恢复排卵及生育力。

应用 COC 前应排除使用雌、孕激素的禁忌证,对于长期应用的患者,应定期随访,观察内异症病灶,监测凝血和肝肾功能。存在高危因素［如糖尿病、高血压、血栓史、系统性红斑狼疮(SLE)、偏头痛及吸烟］的患者,要慎用并警惕血栓的风险。

6.2.3 孕激素类药

内异症是雌激素依赖的疾病,目前研究认为孕激素类药物通过抑制下丘脑-垂体轴,使机体处于低雌激素的状态,促进异位病灶蜕膜化和萎缩。孕激素类药物还通过抑制异位病灶的芳香化酶活性,降低病灶局部的雌激素水平。孕激素具有安全性高、耐受性好、使用方便、费用低、副作用少等优点,临床上使用单一

9.1.3　随访建议

(1)建议每6个月随访一次。

(2)随访内容包括疼痛控制情况、药物副作用、妇科超声,有卵巢囊肿者应复查肿瘤标志物,同时应对青少年患者及家属进行健康教育。

9.2　育龄期内异症相关疼痛

9.2.1　临床特点

(1)存在延迟诊断现象,需结合症状、体征、辅助检查等,尽早考虑临床诊断内异症。

(2)最典型的临床症状是盆腔疼痛,包括痛经、慢性盆腔痛、性交痛、肛门坠痛以及中枢性疼痛等,并进行性加重。

9.2.2　治疗原则

治疗原则同"青少年内异症相关疼痛"部分,药物治疗和手术治疗见本书第6章。

9.3　内异症相关疼痛的术后长期管理

9.3.1　有生育要求的患者

对有生育要求的患者,应指导和帮助其妊娠,建议患者积极妊娠。

9.3.2　无生育要求的患者

对无生育要求的患者,应对其综合治疗,包括药物治疗、定期随访、健康教育、心理咨询、药物副作用管理。

9.3.3　用于长期管理的药物

用于长期管理的药物包括 NSAIDs、COC、孕激素、GnRH-a、LNG-IUS。

9.4　内异症相关疼痛的患者宣教

9.4.1　宣教目的

应针对不同年龄阶段的内异症患者进行分阶段管理,充分理解患者的需求和问题,增加患者对疾病的认识,提高患者依从性。

9.4.2 宣教内容

宣教内容包括月经相关的生理知识，内异症的症状及高危因素等，各项检查的必要性，各种治疗方案及其优缺点，心理健康辅导。

9.4.3 宣教方式

宣教方式包括院内术前及术后宣教，建立健康教育宣传栏和宣传手册，制作科普视频或短片，指导患者记录疼痛等症状的变化。

（山东省立医院　张辉）

第 10 章

子宫内膜异位症合并不孕的立体化管理

10.1 治疗原则

子宫内膜异位症合并不孕的治疗原则:尽早生育,全面评估,慎重手术,保护卵巢,宫腹联合,警惕恶变,积极助孕,既遵循指南,也个体化治疗。流程见图 10-1。

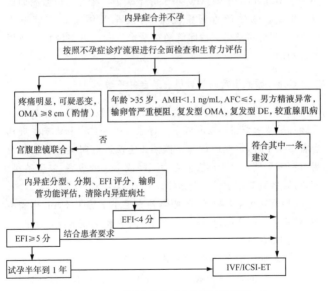

图 10-1 内异症合并不孕的诊治流程图

10.2 分类管理

内异症合并不孕症是多因素共同作用的结果,应首先进行全面的不孕症相关检查，并据此制定个体化方案。内异症易复发，对女性生育力影响较大，内异症合并不孕应积极治疗。

10.3 生育力评估的内容

按照不孕症的诊疗路径进行全面的不孕症检查和生育力评估，包括：①夫妻双方年龄，年龄是最重要的生殖预后因素，所有患者都应了解年龄的重要性及高龄对生育和妊娠的不利影响，一般以35岁为界。②病情程度，包括既往内异症和不孕症的治疗过程、不孕年限、既往生育史、盆腔超声情况、是否合并其他影响生育的疾病；卵巢功能评估，包括窦卵泡计数（AFC）、抗苗勒管激素（AMH）水平、基础内分泌水平、排卵情况等。出现下列任何一种情况可判断为卵巢功能低下：FSH 大于等于 10 U/L，AMH 小于 1.1 ng/mL，单侧 AFC 小于等于 5 个。注意超声监测卵泡发育情况。③输卵管通畅性检查，推荐 X 线下输卵管造影（HSG），另外可选子宫输卵管超声造影。④男方精液检查及男方性功能。

10.4 卵巢子宫内膜异位囊肿合并不孕

对尚未诊断不孕症的患者，首先进行宣教，告知其卵巢异位囊肿和手术对卵巢储备及未来生育能力的潜在不利影响。规劝患者尽早生育，定期门诊随访监测。建议进行卵巢储备功能及男方精液评估。对于已有生育力下降或不孕的患者，需生殖科、妇科、影像科等多学科联合诊疗。

（1）近期无生育要求，单侧囊肿直径小于等于 4 cm，疼痛不明显，不怀疑恶变的，可给予 COC、地诺孕素或 GnRH-a 治疗，也可使用 LNG-IUS。

（2）近期无生育要求，单侧囊肿直径大于等于 4 cm，疼痛明显，可疑恶变的，可考虑腹腔镜或宫腹腔镜手术治疗，切除卵巢囊肿，术后给予 COC、地诺孕素或 GnRH-a 等治疗，延缓复发。

（3）有生育需求尚未试孕，单侧囊肿直径小于等于 4 cm，疼痛不明显，不怀疑恶变的，可先进行生育力评估。因卵巢异位囊肿本身可造成盆腔粘连，虽未试孕或试孕未超过半年，如经评估男方正常但女方合并高龄或卵巢功能低下，推荐积极行 HSG 检查。如 HSG 提示输卵管尚通畅,可推荐积极试孕半年。男方轻度异常,可积极治疗后试孕。男方严重异常治疗无法纠正可考虑尽早体外受精(in vitro fertilization,IVF)/卵质内单精子注射(intracytoplasmic sperm injection,ICSI)(IVF/ICSI)助孕。如合并排卵障碍,可考虑给予克罗米芬或来曲唑促排卵,必要时加尿促性素。如女方卵巢功能可,男方正常,可选择宫腹腔镜手术。女方高龄或卵巢功能低下,其余正常者建议自然试孕不超半年,如未孕应尽早就诊,在医生指导下试孕。

10.5　有生育要求内异症合并不孕症

满足下列条件之一:年龄大于 35 岁,AMH 小于 1.1 ng/mL,AFC 小于等于 5,存在男方精液异常、输卵管梗阻等辅助生殖治疗适应证,既往有重度内异症手术史,建议直接行体外受精胚胎移植术(IVF-ET)。满足下列所有条件:年龄小于 35 岁,且 AMH 大于等于 1.1 ng/mL,AFC 大于等于 6,输卵管尚通畅或考虑周围粘连,考虑为卵巢异位囊肿,不论大小或临床可疑内异症,无 IVF/ICSI 指征,可考虑宫腹腔镜手术。当患者疼痛症状严重,或卵巢巧囊较大(破裂、恶变者限制取卵),或怀疑恶性肿瘤时建议行宫腹腔镜手术。

10.6　关于宫腹联合手术

术中应进行 EFI 评分。输卵管最低功能评分 LF 是反映内异症患者盆腔生育能力的重要指标。输卵管功能受损严重或梗阻,或因男性因素不孕和(或)EFI 较低及其他治疗失败的,推荐术后直接 IVF 助孕。输卵管通畅情况下,EFI 评分能够在一定程度上预测妊娠结局。EFI 评分小于等于 4 分者,建议直接行 IVF-ET 助孕治疗。EFI 评分为 5～8 分者,在进行生育指导的同时观察 6 个月,必要时可予药物促排,若 6 个月后未自然妊娠,可考虑行 IVF-ET 助孕治疗。EFI 评分大于 9 分者,可尝试自然妊娠 1 年,若未自然妊娠,可考虑行 IVF-ET 助孕治疗。术后 6 个月内或 GnRH-a 治疗停药 6 个月内为内异症不孕患者的最佳妊娠时间。术中行宫腔镜检查,发现息肉一并切除,输卵管一并通液。巧囊初治手术强调完全切除,在提高自然受孕率或缓解疼痛方面优于开窗引流术或电凝术。巧囊壁周围注射稀释垂体后叶素,有利于剥除囊肿。

10.7　因不孕症或其他疾病行宫腹联合手术

患者有生育需求,术中意外发现内异症,建议尽可能腹腔镜下完全切除内异症病灶,也应进行 EFI 评分和 ASRM 分期。

10.8　复发性卵巢异位囊肿

对于合并不孕者或卵巢储备功能下降者,不主张反复手术,手术不能明显改善术后妊娠率,而且可能损害卵巢储备功能。临床评估卵巢异位囊肿无恶变的前提下,可先行 B 超引导下囊肿穿刺及 GnRH-a 预处理 2～3 个周期,再行辅助生育技术。

10.9　DE 合并不孕

若疼痛不明显,尤其是 DE 复发患者,推荐行 IVF;若疼痛严重影响日常生活或考虑因 DE 导致的反复胚胎种植失败,可行手术探查,但其对生殖结局的有效性尚不确定。

10.10　辅助生殖技术策略

无论卵巢异位囊肿大小,不考虑恶变情况下,不建议在 IVF 前行囊肿剥除术或抽吸术。手术切除囊肿或抽吸并不改善 IVF 结局,尤其是 6 cm 以下的囊肿不影响胚胎质量和活产率。DE 合并不孕的患者在 IVF 之前是否需要手术治疗,需考虑疼痛症状和患者的意愿,因为没有证据证实手术对生殖结局的效果。IVF 不会加重疼痛症状和增加复发的风险

10.11　促排卵方案

内异症患者可采取个体化促排卵方案,无特殊方案。GnRH拮抗剂和激动剂方案的妊娠率或活产率没有差异,因此可以根据患者和医生的倾向进行选择。ET 前给予阿托西班可能利于着床。

10.12　充分告知

患有内异症的妇女面临着生理、心理、社会、性功能障碍的

风险,宣教应侧重生育指导。临床医生应该告知患者早期妊娠流产和异位妊娠的风险可能增加;告知患者巧囊不提前切除的弊端;告知患者卵巢巧囊本身对卵巢功能也有损害等。

10.13　生育力保存

对于卵巢储备正常的女性,不必要进行生育力保存,配合术后药物治疗即可。对于卵巢功能较差的患者,可告知其可使用生育力保存策略,但没有标准治疗方案,可选择的方案有卵子冷冻、胚胎冷冻、卵巢组织冷冻等。37 岁以上的患者可考虑生育力保存的措施,可采取卵子、胚胎、卵巢组织冻存方式保存生育力,但不对所有患者推荐。

(山东大学附属生殖医院　颜磊)

第 11 章

子宫内膜异位症合并子宫腺肌病的立体化管理

子宫腺肌病是指子宫内膜（包括腺体和间质）侵入子宫肌层生长而产生的病变，其典型临床表现为继发性痛经且进行性加重、月经过多、子宫增大以及不孕，严重影响育龄妇女的生活质量和生育健康。子宫腺肌病是一种进展性疾病，常与子宫内膜异位症合并存在。本节主要讨论子宫腺肌病与内异症共存的诊治。

11.1　发病机制

子宫腺肌病合并内异症的确切机制未明，均为雌激素依赖性疾病，且都会涉及炎症机制。内异症目前最受认可的理论是经血逆流学说和干细胞与组织损伤修复学说，子宫腺肌症的发病机制主要是组织损伤修复和干细胞学说。

11.2　临床症状

子宫腺肌病合并内异症的症状较单独出现两者之一时更加严重，疼痛加重，容易出现月经过多、月经失调，严重时引起重度贫血；生育力进一步下降；容易产生压迫症状，如肠道和泌尿系统症状。

11.3　诊断

诊断子宫腺肌病合并内异症的"金标准"仍是腹腔镜手术及组织病理学检查。但术前可根据患者的病史、症状、体征以及相关的辅助检查结果做出临床诊断。EFI 不适用于子宫腺肌病合并内异症所导致的不孕。需注意妇科检查，尤其是子宫后壁的腺肌病和内异症同时存在时，要做三合诊检查，以评估子宫大小和异位病灶位置。

11.4　治疗

根据患者的综合情况进行个体化治疗,包括患者的年龄、生育要求、卵巢功能以及症状的严重程度,治疗目的是控制症状,促进生育,预防复发。

11.4.1　内异症合并子宫腺肌病伴不孕患者的治疗

两者共存进一步降低患者的生育力,对于有生育要求且不孕患者的治疗,首先应辨别何为主要疾病,因此治疗方式的选择应个体化,建议多进行辅助生殖治疗,以尽快实现妊娠。

(1)以子宫腺肌病为主的患者,应按子宫腺肌病合并不孕的流程,首先选择 IVF-ET 治疗。对腺肌病病情较轻、卵巢功能良好、年轻的患者,可先用 GnRH-a 治疗后自然试孕或促排卵,半年以上仍未怀孕者,建议行 IVF-ET。

(2)以内异症为主的患者,参考本书第 10 章的相关流程处理。

(3)两者病变均严重的患者,首先推荐行 IVF-ET。

11.4.2　内异症合并子宫腺肌病无生育要求患者的治疗

(1)药物治疗:需要长期管理,药物选择取决于患者的年龄、症状严重程度,药物治疗时需个体化与规范化结合、长期疗效与不良反应兼顾。对于病情较重或者子宫体积较大者,可 GnRH-a 预处理后序贯 COC、地诺孕素或放置 LNG-IUS 等。具体药物选择参考本书第 6 章和《子宫腺肌病诊治中国专家共识》。

(2)手术治疗:①以内异症为主者,参考内异症的手术治疗指征;②以腺肌病为主者,经药物治疗无效或临床症状严重;③两者病变均严重,结合生育要求,可考虑手术治疗;④不孕患者行辅助生殖技术前 GnRH-a 预处理无效或子宫体积不缩小或子宫体积较大且为局灶性病灶;⑤不孕患者行辅助生殖技术失败(特别是 2 次以上失败的患者);⑥内生性腺肌病和较大的外生性腺肌病不孕患者,影响生育或辅助生殖技术。

腺肌病合并内异症的手术方式应根据患者的年龄、症状、有无生育要求、病变部位及范围来决定,多种治疗方式相结合。术前应进行充分病情评估,选择合理的手术路径。

当内异症病变轻微,以腺肌病为主要病灶时,手术方式的选择主要考虑以下几点：要求保留生育功能的年轻患者，手术要注重子宫结构的完整性，在切除病灶的同时，尽量保留正常子宫肌层，切除范围应根据病灶的严重程度及子宫肌层被侵犯的程度而定，采用楔形切除术、"H"形切口法、双瓣法、三瓣法等手术方式，尽可能彻底切除病灶，至少保留子宫内肌层和外肌层各1 cm，以降低术后引起子宫破裂的概率。术后进行6个月GnRH-a治疗后放置LNG-IUS或COC治疗。

对于没有生育要求的患者，手术目的主要是彻底切除病灶，而不强求切除病灶后重建子宫结构的完整性，只要尽可能保留或者至少部分保留子宫的生理功能即可。术中可选择"U"形病灶切除术，因术中切除的腺肌病病灶范围较大，留下的正常组织较少，重建子宫相对困难，一般建议开腹手术。在重建子宫过程中，子宫浆膜层和内膜层之间的缝合一定要严密，不留死腔，以防感染和血肿的形成。对于已完成生育，年龄较大者，如症状明显可选择子宫切除。

（3）介入治疗：对于以子宫腺肌病为主的患者，还可行高强度聚焦超声（high intensity focused unltrsound，HIFU）等治疗。HIFU治疗以超声波为治疗源，利用其组织穿透性、可聚焦性和能量沉积性的物理特征，将体外低强度超声波聚焦于病灶内产生热效应（瞬间温度可达65～100 ℃）、空化效应和免疫效应，使病灶部位发生不可逆性的化学变化、蛋白质瞬间变性、组织发生凝固性坏死，最终通过启动人体自身的免疫机制将坏死的组织吸收清除。子宫腺肌病HIFU治疗的关键在于建立安全的声通道后超声能量的局部沉积，可以高温破坏子宫腺肌组织，使异位的子宫内膜凝固坏死丧失功能，同时让病灶周围小血管闭塞，阻断病灶血供，使病灶体积缩小。

（潍坊市人民医院　王希波）

第 12 章

青春期子宫内膜异位症的立体化管理

发生于 10~19 岁青少年的内异症称为青春期或青少年内异症。青春期内异症患者是一个不容忽视的患病群体,青春期内异症是引起青少年继发性痛经的最常见原因。由于认知不足,许多青春期内异症患者的诊断被延误。青春期内异症诊断不及时,不仅延误治疗,还将导致持续性疼痛,影响生活质量、身心健康以及学习工作效率,进而造成疾病进展甚至不孕。青春期内异症要注意合并泌尿-生殖系统畸形的可能。青春期内异症的立体化管理流程见图 12-1。

12.1　临床特点

(1)起病隐蔽:青春期内异症起病初期难以与原发性痛经鉴别。经 3~6 个月药物治疗无效的痛经才被认为是继发性痛经。

(2)疼痛多样化:多数青春期内异症表现为非周期性疼痛。在经腹腔镜确诊的青春期内异症患者中,超过半数患者伴有泌尿道症状或胃肠道症状,此外还容易合并偏头痛等其他类型疼痛。

(3)病理类型以腹膜型内异症最多见,其次为卵巢型和 DE。

(4)多合并生殖道畸形:10%~32% 以重度痛经为表现的青春期内异症合并女性生殖道畸形,包括无孔处女膜、阴道闭锁、阴道斜隔综合征等。

(5)月经特征:青春期内异症患者的月经初潮年龄往往低于 11 岁,周期短于 27 天或周期延长,或经量增多。

(6)病灶难辨识:腹腔镜下青春期内异症病变形态不显著,可表现为清亮的小囊泡或充血性病灶。

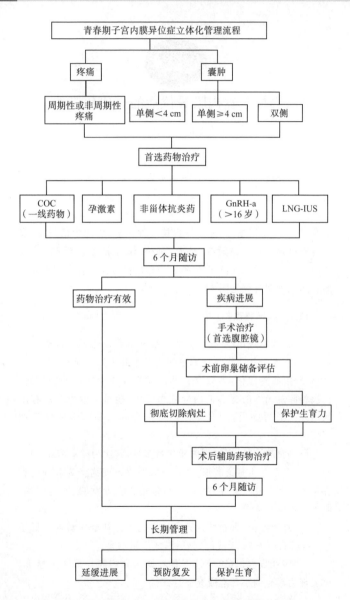

图 12-1　青春期子宫内膜异位症的立体化管理流程图

(7)诊断延迟:一方面,家长对青春期女性的疼痛不重视;另一方面,接诊医生经验不足。

12.2　临床诊断

青春期内异症诊断延迟率高,临床医师应仔细询问其病史。对于有痛经和(或)不规则腹痛、月经初潮早或月经周期短、内异症家族史等高危因素者,应尽早行 B 超等相关检查。血清生物标记物(如 CA125)不推荐用于青少年内异症的诊断或排除。不适合行经阴道超声的青少年,可以考虑 MRI、腹部超声或经直肠超声。临床诊断内异症即可开始药物治疗。对于怀疑有内异症的青少年,如果影像检查为阴性,并且药物治疗(使用 NSAIDs 和/或激素类药物)不成功,可以考虑进行诊断性腹腔镜检查。

12.3　治疗目标

青春期内异症长期管理的目标主要是控制疼痛、保护生育、延缓进展以及预防复发。

12.4　治疗方案

青春期内异症的相关治疗方案需个体化设定,长期管理。涉及复杂的情形时,如顽固性疼痛、复发性内异症、累及多脏器、或疑似恶变等情况,需行多学科讨论。青春期内异症的治疗主要包括疼痛治疗和子宫内膜异位囊肿的治疗。

12.4.1　疼痛治疗

疼痛的治疗以药物为主,如药物治疗后疼痛未缓解,建议行影像学检查排除其他疾病,必要时行腹腔镜检查。药物治疗需要综合考虑年龄、骨骼发育情况、疗效、副反应(安全性)、费用、依从性等因素。

NSAIDs 只能缓解疼痛,不能控制疾病进展。对于年龄小于 16 岁的青少年内异症患者,推荐选用连续或周期性 COC 作为药物治疗的一线方案。COC 常与 NSAIDs 联合用药以提高疗效。长期使用孕激素需要警惕骨质丢失,包括地屈孕酮、地诺孕素。LNG-IUS 不增加盆腔炎症性疾病的风险,长期使用对骨密度无不良影响,对未来的生育力无影响,是月经过多者的首选治疗药物。16 岁及以下和尚未达到骨密度峰值的青少年不适合使用 GnRH-a，16 岁以上的患者可考虑使用 GnRH-a。

12.4.2　青少年子宫内膜异位囊肿的治疗

单侧且直径小于 4 cm 的囊肿，可经验性使用 COC 或地诺孕素缓解疼痛，减缓疾病进展。用药后症状缓解或改善，可长期药物治疗。对于明确伴有生殖道畸形者，应采用手术矫正畸形，解除梗阻。手术方式首选腹腔镜手术。当药物治疗 3～6 个月无效时，推荐由有经验的医生实施腹腔镜手术，考虑到手术可能降低卵巢储备功能，术前应进行卵巢功能评估，术中尽量切除肉眼可见的内异症病灶，以减少复发，并且注意保护卵巢功能。

手术技巧：①全面探查：探查范围不仅包括盆腔脏器及重要解剖生理结构，还要高度注意腹腔腹膜、膈肌等上腹部脏器的探查。②卵巢异位囊肿的剥除：先分离粘连，以穿刺针穿透囊壁，吸尽囊内巧克力样液体，并冲洗干净，于表面剪开囊壁，剥离囊肿时要找清层次，保证完整剥除，不残留囊皮，减少卵巢组织的损失，再次冲洗后以 3-0 可吸收线缝合，缝合时注意兜底缝合，尽量避免穿透皮质，还要兼顾表面对合。多房性巧囊应尽量剥除干净，防止遗漏，降低复发，剥离囊肿时应尽量保护正常卵巢组织，避免使用电凝。③DE 病灶的切除：DE 大多盆腔粘连严重，多部位受累，术中既要避免损伤正常的器官和组织，也要保证手术的彻底性。DE 手术常涉及多学科协作，术前充分评估泌尿系及肠道受累情况，必要时行膀胱镜检查并放置输尿管支架，术中需要熟悉盆腔间隙解剖，充分暴露手术视野，尽量切净病灶。对于肠道 DE，病灶累及肠管 1/2 以下者可行肠管修补术，1/2 以上者行肠段切除并吻合术；对于输尿管 DE，以恢复解剖、手术切除为主，如病灶累及输尿管肌层或黏膜层，造成输尿管狭窄、梗阻时，需行部分输尿管切除并吻合术，如受累输尿管位于末端，则需行输尿管膀胱植入。对于膀胱 DE，治疗以手术切除为主，要注意病灶与输尿管开口的关系，必要时放置输尿管支架，术后保持尿管通畅是关键，需使用三腔管，持续开放并行膀胱灌洗，留置 10～14 天。

12.5　青少年内异症长期管理的随访

建议青少年内异症患者每 6 个月随访一次，随访内容应包括疼痛控制情况、药物副作用、妇科超声检查,有卵巢囊肿者应复查肿瘤标志物。同时,应对青少年患者及其家属进行心理辅导和健康教育,告知内异症的高复发率和高不孕率,有条件的患者建议尽早完成生育。

（枣庄市立医院　王健;聊城市人民医院　李爱华）

第13章

围绝经期以及绝经后内异症的立体化管理

目前普遍认为,围绝经期及绝经后内异症是绝经前该疾病的持续存在或复发。一方面,发病原因可归因为内异症病灶本身局部产生的雌激素;另一方面,围绝经期及绝经后女性超重或肥胖症、更年期激素替代治疗和他莫昔芬的使用,可能是雌激素的来源,可激活潜在的绝经前内异症病变。围绝经期及绝经后内异症立体化管理流程见图13-1。

围绝经期及绝经后内异症的发生率相对较低,但需警惕内异症恶变问题。内异症的主要恶变部位在卵巢,称为内异症相关卵巢恶性肿瘤(endometriosis-associated ovarian carcinoma,EAOC);其他部位如直肠阴道隔、腹壁或会阴切口,内异症恶变较少。一项2012年的回顾性研究显示,在42079例经组织学证实为内异症的德国女性中,绝经后女性(55～95岁)占2.55%,围绝经期女性(45～55岁)占17.09%,而绝经前女性(<45岁)占80.36%。因此,围绝经期和绝经后内异症往往容易被忽视。虽然发生率较低,但围绝经期和绝经后内异症恶变的风险较高。研究发现,绝经状态是内异症发生恶变的独立危险因素。国内研究者对比分析了400例非内异症卵巢癌患者和108例内异症恶变卵巢癌患者,结果发现,内异症恶变卵巢癌组中绝经状态所占比例(76.85%)明显高于非内异症卵巢癌组(52.00%)。因此,拟定围绝经期和绝经后内异症的治疗决策时需要警惕相关恶变风险。

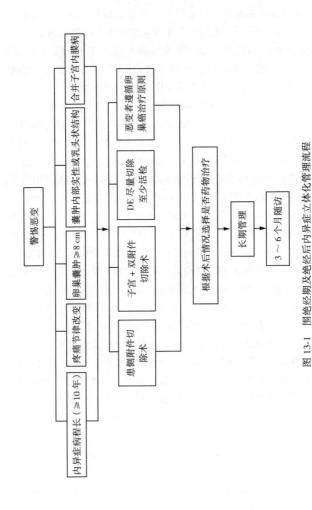

图 13-1 围绝经期及绝经后内异症立体化管理流程

围绝经期及绝经后内异症一经诊断，应积极治疗。早诊断、早治疗是防治内异症恶变的最佳策略。治疗原则为彻底清除病灶，警惕内异症恶变。围绝经期及绝经后卵巢子宫内膜异位囊肿大于等于 4 cm 或者超声发现卵巢囊肿性质改变的患者，应积极进行手术治疗，可行患侧附件切除术或子宫及双侧附件切除术。手术可选择腹腔镜或开腹手术，对于怀疑合并子宫内膜病变的患者，建议使用宫腔镜明确诊断并予相应治疗。

临床有以下情况应警惕内异症恶变：①内异症病程长，病程大于等于 10 年；②疼痛节律改变：由痛经转为慢性盆腔痛；③卵巢囊肿过大，直径大于等于 8 cm；④影像学检查提示卵巢囊肿内部实性或乳头状结构，彩超检查病灶血流丰富，阻力低；⑤合并子宫内膜病变；⑥排除感染及子宫腺肌病，血清 CA125 大于 200 IU/mL。对于这一类患者，即使已经临近绝经，也应积极处理。

若存在 DE 病灶，应尽可能彻底切除，评估手术风险及患者临床获益，对于手术困难者应至少行病灶活检。临床经验认为，早期接受双侧附件切除的内异症患者发生骨密度降低、痴呆、心血管疾病等围绝经期症状的风险增加。对于手术绝经的内异症患者，推荐继续使用雌孕激素复合制剂至自然绝经年龄。

对于有内异症相关疼痛的绝经后妇女，临床医生可以考虑选择芳香化酶抑制剂，特别是在手术不可行的情况下。

如何管理既往有内异症病史的围绝经期及绝经后患者的围绝经期症状，目前还缺乏循证医学证据；激素补充治疗对内异症复发和恶变的风险目前还未知，临床医生可以考虑对无禁忌证的患者联合绝经激素疗法（MHT）治疗绝经后症状（包括自然绝经和手术绝经）。治疗方案应为雌孕激素连续联合治疗。目前研究认为，有内异症病史的围绝经期及绝经后妇女应避免使用仅含雌激素的药物缓解血管收缩症状，因为这些药物可能增加恶变的风险。

围绝经期及绝经后内异症患者也需长期管理、随访，建议患者每 3～6 个月随访一次。随访的重点应包括内异症症状的控制情况、卵巢囊肿变化情况。随访内容包括妇科检查、盆腔超声检查、卵巢肿瘤标志物（如 CA125、CA199）、卵巢功能等。

（山东省妇幼保健院　郎芳芳）

第14章

少见部位子宫内膜异位症的立体化管理

内异症一般位于盆腔,常累及卵巢、膀胱子宫陷凹、直肠子宫陷凹、阔韧带、子宫骶韧带、子宫、输卵管、乙状结肠、阑尾和圆韧带(按发生率依次减小排列)。其他不太常见的发病部位包括阴道、宫颈、直肠阴道隔、盲肠、回肠、腹股沟管、会阴瘢痕、膀胱、输尿管和脐部。少见部位子宫内膜异位症的立体化管理流程见图14-1。

14.1 瘢痕内异症

瘢痕内异症是指发生在腹壁切口或会阴切口处的内异症,是一种特殊类型的内异症。在剖宫产女性中,腹壁切口内异症的发生率为 $0.03\% \sim 0.45\%$。

14.1.1 主要临床表现

腹壁切口或会阴切口处可触及肿块,该肿块在月经期增大,伴周期性或持续性疼痛。会阴切口内异症可出现肛门坠痛、排便时肛周不适或性交痛等。

14.1.2 临床诊断

根据剖宫产、腹部手术史、会阴侧切或会阴裂伤等病史;与月经周期相关的疼痛、瘢痕部位痛性结节;体表超声、MRI检查等可做出临床诊断,确诊需要组织病理学结果。

14.1.3 治疗

首选手术治疗,彻底切除病灶,若病灶过大,术前可行 GnRH-a 预处理,缩小病灶范围。切除病灶后,按照解剖层次,分层修补,对于组织结构缺损明显者予以修补,必要时使用补片修补。

14.1.4 术后处理

术后注意伤口护理,防止感染。会阴部瘢痕内异症术后还需要排便管理。术后应用药物预防复发。

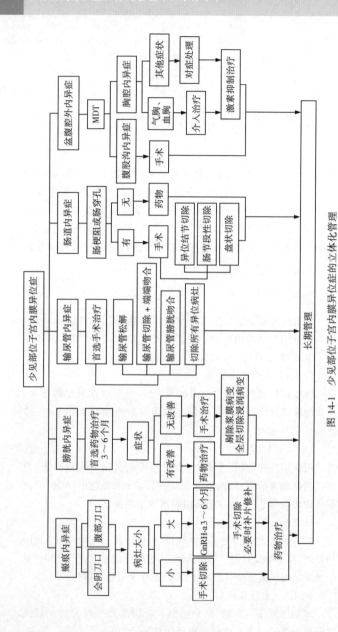

图 14-1 少见部位子宫内膜异位症的立体化管理

14.2　膀胱内异症

膀胱内异症是一种浸润逼尿肌的异位病变,可分为部分浸润或全层浸润,甚至穿透黏膜层。膀胱内异症的典型表现为膀胱区疼痛或尿痛,也可伴有血尿、尿频和尿路感染,月经可使症状加重。与仅表现出尿路症状的女性相比,已确诊内异症的患者出现这种综合征更有可能提示膀胱内异症。

诊断评估包括病史采集、体格检查、尿常规、尿培养、盆腔及泌尿系统超声和膀胱镜检查。最终确诊依靠膀胱镜或腹腔镜手术活检标本做出的病理诊断,这也是排除恶性病变的必需操作。膀胱内异症需与尿路感染、尿路结石、良性肿瘤和恶性病变相鉴别。

膀胱内异症的治疗目的是消除症状,无症状的患者可以观察。一般首选药物治疗 3～6 个月,药物包括 COC、孕激素及 GnRH-a。若药物治疗 6 个月后症状仍没有得到改善,应行手术治疗。手术包括腹腔镜下切除膀胱浆膜病变或全层切除深部浸润病变,病情严重、病灶较大者需行部分膀胱切除术。可能出现的并发症包括膀胱血肿和膀胱阴道瘘。内异症切除手术是形成泌尿生殖瘘的危险因素。

14.3　输尿管内异症

输尿管内异症指异位内膜累及输尿管,分为内部型和外部型两种。内部型输尿管内异症为输尿管管壁内部出现异位病变,并导致输尿管肌层增生和纤维化。罕见情况下,病变也可累及黏膜,形成息肉瘤样肿块突入管腔。外部型输尿管内异症指异位病灶累及输尿管的浆膜,并压迫输尿管壁。内部型和外部型输尿管内异症均可导致病变部位输尿管狭窄和梗阻、输尿管上段扩张并伴有肾盂积水,甚至造成肾脏功能丧失和肾脏丢失。

临床表现:50% 的输尿管内异症患者无症状,约 25% 的患者表现为腰部绞痛,15% 的患者表现为肉眼血尿。对于无症状的患者,常常因其他指征或并发症(如肾衰竭)而进行盆腔手术或影像检查时做出诊断。对于疑似输尿管内异症的患者,应获取详细的病史、体格检查、尿常规、肾功能检查、盆腔及泌尿系超声评估,如果有血尿,应行膀胱镜和输尿管镜检查。CT 和 MRI 有助于识别狭窄和异位病灶的部位；对有输尿管积水或肾积水的女性应行 CT 尿路成像（CTU）；对于根据影像表现诊断为重度输尿管狭窄或梗阻的患者，应在术前进行肾脏造影以确定是否可保留肾脏。应注意将输尿管内异症与尿路感染、尿路结石和肿瘤相鉴别。

输尿管内异症的治疗以手术为主。虽然已有药物成功治疗输尿管内异症的报道，但是药物通常无法消除病变的纤维化成分，而这正是造成解剖结构异常和梗阻的主要原因，并且药物治疗过程中还可能出现梗阻加重等风险。手术治疗的目的是切除内异症病灶，恢复输尿管正常解剖结构，预防肾功能丧失。主要术式包括：输尿管松解、双 J 管植入；输尿管切除＋输尿管端端吻合术；输尿管膀胱吻合术；切除其他所有子宫内膜异位病灶。手术主要并发症包括因持续性或复发性输尿管狭窄而需再次手术、输尿管瘘或输尿管阴道瘘和腹腔积血。

14.4 肠道内异症

肠道内异症属于 DE，其浸润深度至少达到了肠道肌层。位于肠道浆膜层的内异症病灶未达上述标准，应定义为腹膜内异症。肠道内异症患者主要表现为腹泻、便秘、排便困难和肠痉挛，偶见肠梗阻。直肠子宫陷凹和直肠阴道隔存在 DE 时，患者通常有性交痛和排便痛，病灶累及直肠黏膜可出现大便出血。当大便出血总是与月经出血同时出现时，应警惕直肠阴道隔内异症病灶已浸润直肠壁黏膜层。

怀疑直肠阴道隔或肠道内异症的患者应接受诊断性评估，包括病史采集、体格检查、影像学检查，必要时需行肠镜检查。经阴超声是怀疑存在直肠阴道隔内异症时首选的影像学检查方式。根据检查结果或症状，若怀疑有直肠病变，则进行直肠内镜检查。对有肠道肿瘤症状、部分肠梗阻症状的女性，需行肠镜检查来排除恶性肿瘤、评估肠道狭窄情况。病灶活检的组织病理是直肠阴道隔 DE 和肠道内异症确诊的依据，应与炎症性肠病、肠易激综合征、痔疮等肠道病变及肠道肿瘤等相鉴别。有症状的肠道内异症主要治疗方式包括药物治疗和手术治疗。由于缺乏比较药物和手术疗效的随机临床试验，所以目前尚不能确定最佳治疗方案,但有肠梗阻的患者需行手术治疗。对于大多数没有立即手术指征(如肠梗阻或穿孔)的患者,可给予尝试性药物治疗。因为药物治疗对一半以上的患者有效,而且手术治疗本身有诸多风险,如生殖道瘘、肠道功能障碍或肠吻合口瘘等。手术治疗包括异位结节切除、肠节段性切除或盘状切除。与结节切除术相比,节段性或盘状切除术更容易完全缓解疼痛,但并发症发生率可能会增加。接受药物治疗的患者应定期评估疾病进展情况,若病情进展,应及时手术治疗。

14.5　其他少见的盆腹腔外内异症

内异症可侵犯头皮、脑、鼻、胸膜、肺、横膈、脐、腹股沟、坐骨神经、腿部肌肉等身体部位。盆腹腔外内异症的症状常表现为相关部位与月经相关的周期性症状,非经期症状及影像学特征较经期有所改善。胸腔内异症可表现为经期气胸(70%～73%)、血胸(12%～14%)、咯血、肺结节、肩胛或颈部疼痛等;腹股沟内异症表现为发生在圆韧带腹膜外部位不能还纳的腹股沟包块,易被误诊为腹股沟疝或圆韧带囊肿。病变发生部位的超声、CT 或 MRI 检查等影像学检查对诊断和评估有一定的意义。如怀疑膈肌结节是内异症,应行 MRI。GnRH-a 等药物治疗后影像学的改善也有助于做出诊断。胸腔内异症通常为临床诊断,虽然最好经组织病理学证实,但对于症状较轻者可以通过临床诊断给予实验性治疗。对出现气胸、血胸或咯血的育龄女性,尤其是这些情况出现在围月经期(通常在月经来潮前 24 小时至月经结束后 72 小时内),应怀疑胸腔内异症,可以通过胸腔镜给予明确诊断和处理,同时排除肺部其他常见疾病。

少见的盆腹腔外内异症因发生部位在盆腔外,常需要多学科合作。腹股沟内异症以手术切除为主。对于临床高度怀疑和(或)影像学支持诊断的胸腔内异症患者,大多建议行介入治疗(如胸腔镜),这既能诊断潜在的胸腔内异症,又能起到一定的治疗作用。术后给予激素抑制治疗 6～12 个月,以减少复发。首选的激素抑制药物包括地诺孕素、COC 和 GnRH-a,建议使用 GnRH-a 治疗 3～6 个月,症状缓解、影像学病灶改善或消失后可继续用 COC、地诺孕素等维持治疗。有生育要求者建议积极妊娠,完成生育后对内异症长期管理。对于其他怀疑有胸腔内异症的患者,诊断和治疗方法应个体化,重点是先对症处理,然后针对复发进行二级预防,最常用的方法是给予 6～12 个月的激素抑制治疗。

（济宁市人民医院　王长河）

第15章

子宫内膜异位症的中医立体化管理

中医药以其独特的理论体系,在内异症的治疗中发挥了重要的作用。中西医结合治疗可以取长补短,起到"1+1>2"的效果。

15.1 疾病概念

中医学古代文献中无以"子宫内膜异位症"为病名的记载,但根据其主要临床表现,可归属于"痛经""症瘕""月经不调""不孕症"等疾病。

15.2 病因病机

内异症以"瘀血阻滞胞宫、冲任"为基本病机,中医学称异位内膜组织周期性出血为"离经之血"。血瘀是贯穿于内异症发生发展过程中的中心环节,也是内异症最基本的病理基础。而瘀之形成,又与脏腑功能失调、血气失调以及感受外邪等因素相关。瘀血阻滞,气血运行不畅,不通则痛,引发痛经;瘀血内停,阻滞冲任胞宫,不能摄精成孕,故婚久不孕。

15.3 诊断标准

内异症普遍存在诊断延迟的情况,可导致病情加重,影响疾病治疗及预后,降低患者生活质量。其诊断标准根据中国中西医结合学会妇产科专业委员会发布的《子宫内膜异位症中西医结合诊治指南》相关诊断标准进行制定。中医药诊治子宫内膜异位症的流程见图 15-1。

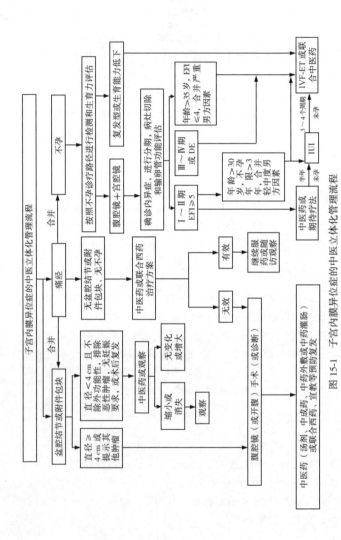

图 15-1　子宫内膜异位症的中医立体化管理流程

15.3.1 中医血瘀证诊断

中医血瘀证诊断的主要标准包括：①舌质紫暗或有瘀斑、瘀点；②离经之血；③腹部压痛抵抗感；④血瘀证闭经或经血紫黯有块。中医血瘀证诊断的次要标准包括：①固定性疼痛，或刺痛、绞痛；②痛经；③脉涩；④附件囊肿。符合1条主要标准或2条次要标准即可诊断为血瘀证。

15.3.2 中西医结合诊断

中西医结合诊断采用辨病与辨证相结合诊断方式。根据内异症的西医诊断标准进行内异症诊断；运用中医学理论与方法，根据中医辨证要点明确中医辨证诊断，最后形成由西医病的诊断和中医辨证诊断相结合的中西医结合诊断。

15.4 中医药治疗

对于内异症患者，可考虑口服中药和（或）联合灌肠治疗；在服用中药汤剂不便的情况下，可选择中成药或中成药联合西药治疗。散结镇痛胶囊、丹莪妇康煎膏、桂枝茯苓丸、大黄䗪虫丸、坤泰胶囊、正宫胶囊等中成药联合西药与单用西药治疗内异症相比，能够在一定程度上提高临床总有效率，改善血清激素和炎性因子水平，降低血清CA125水平、不良反应发生率，提高妊娠率。

15.4.1 内异症相关疼痛

治疗总则：①未合并不孕及附件包块直径小于4 cm者，首选药物治疗；②合并不孕或附件包块直径大于等于4 cm者考虑手术治疗；③药物治疗无效可考虑手术治疗。内异症相关性疼痛病位在子宫、冲任，病机为瘀血阻滞，导致子宫、冲任的气血运行不畅，"不通则痛"，要根据患者临床表现进行中药辨证论治，随证加减。

（1）气滞血瘀证：经前或经期小腹胀痛拒按，经血量少不畅、紫黯有块，血块排出则痛减；情志抑郁，乳房胀痛；舌质紫黯或有瘀斑、瘀点，脉弦。治法：行气活血，化瘀止痛。推荐方药：膈下逐瘀汤加减。推荐中成药：丹莪妇康煎膏、血府逐瘀胶囊，按说明书服用或遵医嘱，经期不停药。

（2）寒凝血瘀证：经前或经期小腹冷痛拒按，得热痛减，月经或见延后，量少，色黯或夹血块；畏寒肢冷，舌黯，脉沉紧。治法：

温经散寒,化瘀止痛。推荐方药:少腹逐瘀汤加减。推荐中成药:艾附暖宫丸、少腹逐瘀颗粒或胶囊,按说明书服用或遵医嘱。

（3）湿热瘀结证:经前或经期小腹疼痛或胀痛,或痛连腰骶,有灼热感,或平时小腹疼痛,经前加剧;经血量多或经期长,色黯红、质稠或夹较多黏液;平时带下量多色黄有臭味,或伴有低热起伏,小便黄赤。治法:清热利湿,化瘀止痛。推荐方药:银甲丸。推荐中成药:化瘀散结灌肠液、妇科千金片、康妇消炎栓,按说明书使用或遵医嘱。

15.4.2 卵巢子宫内膜异位囊肿

治疗总则:对于卵巢子宫内膜异位囊肿直径小于 4 cm 的患者,在排除恶变可能的基础上,可考虑中药或中药配合其他疗法进行治疗;对于卵巢子宫内膜异位囊肿术后患者,建议使用中药或中西医结合治疗,预防复发。

卵巢异位囊肿属中医学"癥瘕"范畴,主要病机为瘀阻胞宫。多因"离经之血"蓄积,日久则血瘀成癥。本病早期以实证为主,病久则虚实夹杂。治法:活血化瘀,散结消癥。推荐方药:桂枝茯苓丸加减。随症加减:疼痛剧烈者,酌加延胡索、姜黄以行气活血止痛;畏寒怕冷、四肢不温者,酌加艾叶、炮姜以温经散寒;若脾胃虚弱,酌加黄芪、党参。非经期小腹时痛、带下黄稠者,加连翘、败酱草、土茯苓等。推荐中成药:化瘀散结灌肠液、散结镇痛胶囊。

15.4.3 内异症合并不孕症

治疗总则:按照不孕症的诊疗路径进行全面检查,排除其他不孕因素,促排卵药物治疗的同时可考虑联合应用中医药,以提高促排卵药物的敏感性;对于行 IVF-ET 的患者,建议在常规西药治疗基础上加用中医辨证治疗,以提高促排卵药物的敏感性,增加获卵数量,提高优质胚胎率和妊娠率;对于腹腔镜术后期待治疗患者,可考虑中药人工周期辨证用药以提高卵泡质量,改善子宫内膜容受性,提高排卵率和妊娠率;对于拟行 IVF-ET 的患者,建议在常规 IVF-ET 治疗前加用中医辨证治疗,以改善子宫动脉血流,增加获卵数量,提高受精率、优质胚胎率、妊娠率。

内异症本质是血瘀,瘀血内停,阻滞冲任、胞宫,不能摄精成孕,故婚久不孕。肾主生殖,肾阴不足,精血乏源,卵泡生长缺乏物质基础,不能发育成熟;阴损及阳,肾阳虚弱,排卵缺乏内在动力,治则为补肾活血。治法:逐瘀荡胞,补肾助孕。

推荐方药:养精种玉汤合血府逐瘀汤加减。随症加减:神疲乏力,少气懒言者加黄芪、党参;经前烦躁易怒,胸胁乳房胀痛者加香附、青皮;非经期小腹时痛,肛门坠胀,带下黄稠者加红藤、败酱草;畏寒肢冷、大便溏薄者加肉桂、干姜。

在辨证论治的基础上,可根据月经周期进行药物调整:卵泡期滋肾养血,酌加熟地、女贞子、旱莲草、枸杞、黄精等;排卵期重阴转阳,宜活血化瘀,并酌用激发肾阳之药,可酌加丹参、鹿角霜、巴戟天等;黄体期阴充阳长,治宜阴中求阳、温肾暖宫,可加补骨脂、巴戟天、仙灵脾等,去除桃仁、红花、牛膝、赤芍、川芎,酌加少量丹参;经期用少腹逐瘀汤加减。推荐中成药:卵泡期用坤泰胶囊、麒麟丸、定坤丹,合并应用血府逐瘀胶囊、桂枝茯苓胶囊、丹莪妇康煎膏等活血化瘀中成药。

15.5 中医药治未病

内异症诊治关口前移就是要重视以痛经、月经过多、经行泄泻、经行吐衄、慢性盆腔疼痛等主诉就诊的患者,综合运用临床诊察技术排查内异症相关病灶,早诊断、早治疗有助于控制疾病进展、保护生育力、避免不良结局。

15.5.1 起居有常

规律作息,重在要有规律,顺天因时。规律作息是人体之根本,是一个养正、护正的过程,是对抗内异症的资本。

15.5.2 食饮有节

饮食的体质调节可能是内异症管理的助力,也可能变成阻力,要注意药食皆同源、寒热有侧重、五味不偏嗜,不能暴饮暴食。

15.5.3 不妄作劳

规律运动,能够控制体重、增强体质和改善情绪,如步行、快走、慢跑、爬山、骑自行车、游泳、瑜伽,以及八段锦、五禽戏中医养生导引术,不能沉迷于高强度体育活动,防止巧囊破裂。运动并不是多多益善,更要注重运动前热身和掌握强度,且要避开经期,贵在持之以恒。

15.5.4 调节情绪

长期不良情绪会导致气滞、气结，日久成血瘀，焦虑、抑郁状态导致内异症复发率升高，而内异症引起的躯体不适会加重和诱发不良情绪。走出不良情绪的方法包括培养良好的兴趣爱好，通过社交倾诉宣泄情绪，更可以寻求心理医生的帮助，治疗不良情绪。

（山东省中医院 师伟）

第16章

子宫内膜异位症的长期立体化管理

子宫内膜内异症的病因不明,难以彻底根除,疾病具有易侵袭的类似恶性肿瘤的生物学行为,常累及重要器官,手术难以彻底治疗,且术后复发率高。内异症应被视为慢性病,需要长期管理,使用药物治疗控制病情,避免重复手术操作,以使其达到可控状态。内异症长期管理目标为减轻和消除疼痛、促进和保护生育能力、降低和减少复发、警惕和早期发现恶变,提高患者的生活质量。应重视对生育能力的保护,注重恶变的早期发现并关注患者的生活质量。应重视患者教育,提高患者依从性,提倡以临床问题为导向,以患者为中心,分年龄阶段管理的综合化、个体化治疗。

16.1 青少年内异症的长期管理

青少年内异症的主要问题是疼痛和卵巢囊肿。长期管理的目标是控制疼痛、保护生育、延缓进展、预防复发。

16.1.1 疼痛控制

疼痛的控制以药物治疗为主,药物应考虑青少年发育特点,COC 是青少年内异症患者的一线治疗药物。孕激素类和 GnRH-a 治疗成年内异症有效,但长期使用需要警惕骨质丢失,因此,骨密度未到峰值的青少年内异症患者应慎用。地诺孕素对骨量影响小,可供选择。对于年龄小于等于 16 岁的青少年内异症患者,选用连续或周期性 COC 作为药物治疗的一线方案,16 岁以上的患者可考虑使用 GnRH-a。

16.1.2 青少年内异症长期管理的随访（表 16-1）

表 16-1 青少年内异症的随访

随访频率	随访重点	随访内容
每 6 个月随访一次	疼痛控制情况、药物副作用	妇科超声检查，有卵巢囊肿者应复查肿瘤标志物，心理疏导时强调对监护人的宣教，告知患者内异症高复发率和高不孕率，有条件的患者建议尽早完成生育

16.2 育龄期内异症的长期管理

育龄期妇女是内异症的主体人群，其疼痛的治疗以药物为主，因内异症无法彻底治愈，药物治疗需有效并安全，持续使用到绝经或计划妊娠时；计划妊娠的患者完成生育后，应尽快继续恢复药物长期管理。药物治疗以长期坚持为目标，选择疗效好、耐受性好的药物。

16.2.1 内异症相关疼痛的长期管理

内异症相关疼痛的治疗原则：①合并不孕及附件包块直径小于 4 cm 的疼痛患者，首选药物治疗；②合并不孕或附件包块直径大于等于 4 cm 者，有手术指征，首选腹腔镜手术治疗；③药物治疗无效可考虑手术治疗。对于有生育要求的患者，指导和帮助妊娠是长期管理的重要内容，应该明确建议患者积极妊娠。无生育要求患者的术后长期管理应该是综合治疗，包括药物治疗、定期随访、健康教育、心理问题的咨询，内异症的长期管理应最大化发挥药物治疗的作用，也应该注意药物副作用的管理。第三版内异症诊疗指南中不再区分一线、二线药物。具体药物介绍和使用方法参见第六章。

16.2.2 内异症合并不孕的长期管理

内异症合并不孕的长期管理应明确以下几点：①内异症相关的不孕常是多因素共同作用的结果。②治疗时机：主张积极治疗，不宜等待。③治疗方案应根据男方精液的检查情况、患者年龄、病情程度、既往治疗过程、卵巢囊肿大小及卵巢储备功能等充分评估，制定个体化的方案。腹腔镜手术后半年内或术后

GnRH-a 药物治疗停药半年内,是内异症不孕患者的最佳妊娠时间,应对患者给予妊娠指导。内异症合并不孕的长期随访内容见表 16-2。

表 16-2　内异症合并不孕的随访

随访频率	随访重点	随访内容
每 3～6 个月随访一次	症状的控制、对子宫腺肌病及卵巢囊肿的监测以及再次生育的指导	妇科检查、盆腔超声检查、卵巢储备功能监测等

复发性卵巢异位囊肿伴不孕者不主张反复手术,在临床评估卵巢异位囊肿无恶变的前提下,建议直接行 IVF-ET。如卵巢异位囊肿影响取卵操作,可考虑 B 超引导下穿刺治疗或者 GnRH-a 治疗 2～3 个月,预处理后及时行 IVF-ET。如果出现以下手术指征,即疼痛症状严重或可疑卵巢异位囊肿恶变、囊肿逐渐增大无法穿刺、穿刺无效、IVF-ET 治疗反复失败,仍需腹腔镜探查,手术本身不能明显改善术后妊娠率。对于 DE 合并不孕的患者,手术可能不会增加术后妊娠率,且创伤大、并发症多,对于疼痛症状不明显的患者,首选 IVF-ET 治疗不孕,手术作为 IVF-ET 失败的二线治疗方法。

16.2.3　复发的内异症患者的长期管理

复发的内异症的治疗原则:①药物治疗后痛经复发,应手术治疗;术后疼痛复发,若药物治疗无效,也应考虑手术。对于年龄较大、无生育要求且症状重者,可考虑根治性手术。②对于卵巢异位囊肿复发,若患者无生育要求可手术或超声引导下穿刺,术后给予 GnRH-a 治疗,后换用其他药物行长期治疗。③反复手术会进一步降低卵巢储备功能,甚至导致卵巢功能衰竭。

对于内异症复发的患者,无论是症状复发还是卵巢异位囊肿的复发,建议每 3～6 个月随访一次。随访的重点应包括内异症症状的控制、生命质量、卵巢囊肿情况、卵巢囊肿良恶性质的监测、药物副作用以及生育的指导。随访内容包括妇科检查、盆腔超声检查、肿瘤标志物、卵巢功能等,对于连续使用 GnRH-a 6 个月以上的患者,应监测骨密度。

16.3 围绝经期内异症的长期管理

围绝经期内异症需关注与内异症相关的肿瘤，特别是警惕内异症恶变的风险，应积极治疗，有手术指征时应积极手术治疗。对于如何管理有内异症病史的围绝经期患者的围绝经期症状，目前缺乏高质量的研究证据；激素补充治疗对内异症复发和恶变的风险目前还未知，无禁忌证的患者可考虑激素治疗。围绝经期内异症的长期随访内容见表 16-3。

表 16-3　围绝经期内异症的随访

随访频率	随访重点	随访内容
每 3～6 个月随访一次	内异症症状控制情况、卵巢囊肿变化情况	妇科检查、盆腔超声检查、卵巢肿瘤标志物检查（CA125、CA199）、卵巢功能等

16.4 子宫腺肌病患者长期管理

16.4.1 子宫腺肌症术后的长期管理

如患者要求生育，可给予 4～6 个月的 GnRH-a 治疗，在停药后直接行 IVF-ET 或自然妊娠。如患者不要求生育，则在 GnRH-a 治疗 6 个月后行 LNG-IUS、COC 或孕激素等治疗，进行序贯或交替治疗以达到长期治疗的目的。

16.4.2 子宫腺肌病长期管理的随访建议（表 16-4）

表 16-4　子宫腺肌病的随访

随访频率	随访重点	随访内容
每 6 个月随访一次	症状的控制、生命质量、药物副作用以及生育的指导	妇科检查、盆腔超声检查、CA125、血常规等，对于连续使用 GnRH-a 6 个月以上的患者，应监测骨密度

（青岛大学附属医院　王黎明　马德花；济宁医学院附属医院　杨林青）

第 17 章

子宫内膜异位症复发的立体化管理

17.1　内异症复发的定义、高危因素及诊断

17.1.1　定义

内异症复发是指经规范的手术和药物治疗,病灶缩小或消失,以及症状缓解后再次出现临床症状且恢复至治疗前的水平或加重,或再次出现内异症病灶。

17.1.2　高危因素

内异症复发机制尚不确切。目前研究认为复发的高危因素可能包括患病年龄轻、既往内异症药物或手术治疗史、分期重、痛经严重、初次手术不彻底、DE、术后未予药物巩固治疗、合并子宫腺肌病等。

17.1.3　诊断

内异症复发包括症状复发或病灶复发,其诊断同初始治疗。根据内异症初治部位的不同,影像学检查的敏感性不一,同样具有一定的滞后性。目前,影像学随访首选经阴道超声检查,无性生活者可选择经直肠超声。如术后再次发现盆腔囊肿,应和盆腔包裹性积液及其他卵巢良恶性肿瘤相鉴别。必要时可通过盆腔 MRI 检查。

17.2　内异症复发的治疗

复发性治疗应基本遵循初始治疗原则,包括手术治疗和药物治疗。由于复发患者再次手术一般也难以治愈,术后仍易复发,加上反复手术对卵巢储备功能影响更大,故其与初始治疗相比应更具个体化,结合患者的生育要求制定相应的治疗策略,慎重选择手术方式。复发性内异症的诊治流程见图 17-1。

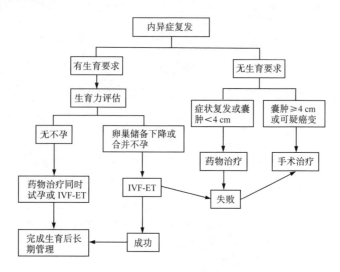

图 17-1　复发性内异症的立体化诊治流程

17.2.1　有生育要求的内异症复发患者的治疗

有生育要求的复发患者的治疗应联合生殖医学科共同进行。建议先进行卵巢储备功能和生育力评估。如卵巢储备功能已下降或卵巢囊肿体积较大，可选择超声引导下穿刺术，术后给予药物治疗或辅助生殖技术治疗；有生育要求的复发患者的药物治疗可选择地屈孕酮，地屈孕酮 20～30 mg/d 全周期用药（D5～D25）或连续用药均可缓解内异症痛经，不抑制排卵，对疑有黄体功能不足的患者在黄体期使用地屈孕酮（D14～D25）还可能提高自然受孕率。

如卵巢型内异症复发合并不孕，药物治疗或手术治疗并不增加妊娠率，且反复手术治疗将减低卵巢储备功能，在排除恶变必须手术治疗的前提下，推荐直接 IVF-ET，可增加妊娠机会。如果出现以下手术指征，如疼痛症状严重或可疑恶变、囊肿逐渐增大无法穿刺、穿刺无效、IVF-ET 治疗反复失败，仍需腹腔镜探查、病理检查确诊，手术本身不能明显改善术后妊娠率。对于 DE 复发合并不孕的患者，手术创伤大、并发症多，首选短期 GnRH-a 治疗后行 IVF-ET。但若疼痛症状严重影响日常生活或考虑因 DE 导致反复胚胎种植失败,可先行手术治疗。

17.2.2　无生育要求的内异症复发患者的治疗

对于单纯症状复发的内异症患者或复发性卵巢异位囊肿直径小于 4 cm 者,如无生育要求首先考虑药物治疗,可选择孕激素类、GnRH-a、COC 等。有证据表明,可以缩小异位囊肿的药物主要是孕激素类药物和 GnRH-a。药物需长期使用,停药后病情易反复。药物治疗可在一定程度上延缓病情进展,延缓重复手术时间,避免手术并发症,但无法明确病灶性质。对于药物治疗失败、病情进展者,或囊肿性质可疑、无法排除恶变者,建议手术治疗。

17.2.3　复发性内异症的手术治疗

对于有生育要求的复发患者,在术中应尽量保护其卵巢功能,以腹腔镜手术为首选,排除囊肿恶变的情况下可行囊腔开放。行囊肿剥除术时要注意组织的解剖层面,尽量保护正常的卵巢组织。如果直肠子宫陷凹封闭应分离粘连,在安全的前提下尽可能切除 DE 病灶,开放直肠子宫陷凹。对无生育要求的复发患者,手术要求尽量切除所有病灶。对于卵巢巧囊,年轻者仍可行囊肿剥除术,年龄在 45 岁以上者可以考虑做患侧附件切除。合并子宫腺肌病、子宫肌瘤或明显痛经的患者,建议同时切除子宫。对于 DE 患者,完全切净 DE 病灶会增加周围器官损伤的风险,术前应充分告知。对于年龄大、无生育要求且症状严重者,以及合并肠道和泌尿系内异症状明显而病灶不易切净者,可考虑行子宫全切除加双侧附件切除术。一般不建议术前药物治疗,但对粘连较重、子宫较大或合并 DE 估计手术困难者,术前可短暂应用 GnRH-a 3 个月,可减少盆腔充血缩小病灶,从而在一定程度上降低手术难度,提高手术的安全性。

17.3　内异症复发的预防

内异症复发的预防重点在于初治规范、长期管理,应选择有效的药物预防复发,常用药物有 COC、口服孕激素、GnRH-a 和 LNG-IUS 等。

GnRH-a 可以在内异症长期管理的序贯治疗中联合其他药物使用,可有效降低内异症的复发。使用 6 个月 GnRH-a 在降低复发率上优于使用 3 个月。内异症术后长期使用 COC 不仅可以控制痛经，还可以减少复发，对于无生育要求的患者具有避孕和疾病治疗的双重获益。由于 COC 对生育的影响在停药后即可消失，所以对于有生育要求者，在未开始试孕前也可选择口服 COC。COC 同样也是青少年内异症治疗的一线药物，但要警惕 COC 对于 40 岁以上或有高危因素的患者有导致血栓栓塞的风险。

对于无生育要求者，可选择 LNG-IUS。术后放置 LNG-IUS 或术后 GnRH-a 治疗后再序贯放置 LNG-IUS 可有效预防内异症疼痛的复发。孕激素包括地诺孕素（2 mg/d 口服）、甲羟孕酮、地屈孕酮（10～20 mg，每月 21 天，即第 5～25 天）等。对于近期有生育要求的患者，首选地屈孕酮。

17.4 内异症复发的随访

建议对于内异症复发的患者，无论是症状复发还是卵巢囊肿的复发，每 3～6 个月随访一次。随访重点应包括内异症症状的控制、生命质量、卵巢囊肿情况、卵巢囊肿良恶性质的监测、药物副作用以及生育指导。随访内容包括妇科检查、盆腔超声检查、卵巢肿瘤标志物、卵巢功能等，对于连续使用 GnRH-a 6 个月以上的患者，应监测骨密度，并使用反向添加治疗。

（山东大学第二医院　张萍　王倩）

第18章

子宫内膜异位症恶变的立体化管理

内异症是一种雌激素依赖性疾病,威胁女性的生活质量。内异症虽然是一种良性疾病,但仍有 0.7% ~ 2.5% 的内异症可恶变为卵巢恶性肿瘤,大部分为透明细胞癌和子宫内膜样癌,极少数为低级别浆液性癌。在大多数研究中,将由内异症恶变而来的卵巢癌称为内异症相关性卵巢癌(endometriosis associated ovarian cancer,EAOC),其他部位如直肠阴道隔、腹壁或会阴切口内异症恶变较少。目前的证据表明,内异症增加卵巢上皮性癌如卵巢子宫内膜样癌和透明细胞癌的风险,但不增加卵巢高级别浆液性癌及黏液性癌的风险。

EAOC 可能是由具有致癌突变的在位子宫内膜腺上皮细胞引起的(这些细胞经历了月经血液的逆回流并植入卵巢),而不是子宫内膜异位囊肿获得致癌突变引起(图 18-1)。癌变需要一个启动子,基因突变经常发生在子宫内膜腺上皮细胞中,这使得子宫内膜细胞在流回腹腔时能够存活。然而,内异症比 EAOC 更常见,因为其突变通常不足以引发卵巢癌。尽管如此,具有足够基因突变的在位子宫内膜腺上皮细胞,当通过月经血液回流植入卵巢时,通过促癌卵巢微环境的作用可导致癌变。

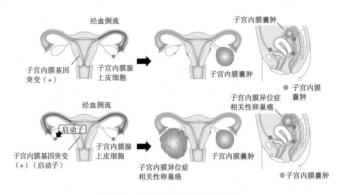

图 18-1　EAOC 的可能发生机制

18.1　EAOC 的病理学研究

Sampson 于 1925 年提出了 EAOC 的诊断标准：①癌组织与内异症组织并存于同一病变中；②两者有组织学的相关性，有类似于子宫内膜间质的组织围绕于特征性的内膜腺体，或有陈旧性出血；③排除其他原发性肿瘤的存在，或癌组织发生于内异症病灶而不是从其他部位浸润转移而来。1953 年，Scott 又补充了第④条诊断标准，即有内异症向恶性移行的形态学证据，或良性内异症组织与恶性肿瘤组织相连接。

非典型内异症：属于组织病理学诊断，近年研究者发现了一种中间前体病变，并将其命名为非典型内异症，其特征既不是完全良性的，也不是完全恶性的。根据组织学表现，非典型内异症分为两个亚型，即细胞学非典型内异症（endometriosis with cytologic atypia，ECA）和结构非典型内异症（endometriosis with architectural atypia，EAA）。ECA 对应的子宫内膜囊肿内细胞的特点是：非典型性（核分层、深染、多形性），EAA 指的是子宫内膜中发现的相同增生谱（简单或复杂，有或无细胞非典型），EAA 和 ECA 诊断重叠的病例被归类为 EAA。然而，这些非典型细胞是直接的前体细胞，还是仅仅由于炎症而具有反应性，尚需确定。

18.2　EAOC 的发病机制

EAOC 的发病机制有许多假说，但是迄今还没有明确的机制和统一的假设。

18.2.1　氧化应激反应

氧化应激在内异症的发生发展中起重要作用。内异症病变内的反复出血致使盆腔内积累大量的血红蛋白、游离铁和血红素，这些细胞在此过程中产生许多活性氧，当活性氧的产生量超过细胞抗氧化防御系统清除有毒活性氧的能力时，就会产生氧化应激。氧化应激导致血管生成增加、内异症增殖和选择性铁介导的 DNA 损伤，导致癌基因突变。

18.2.2　基因突变

在内异症中发现了体细胞突变和其他基因组学畸变，这与癌症的发生有关。目前，研究者已经发现了 *TP*53、*KRAS*、*PTEN*、*PIK*3*CA* 和 *ARID*1*A* 基因区域的突变。内异症病变中也可能出现错配修复酶表达缺失、微卫星不稳定性和组织特异性基因拷贝数变化。

18.2.3　炎症

急慢性炎症是内异症的典型特征，内异症患者腹腔液中通常含有更多的活化巨噬细胞；此外，一些重要的细胞因子和趋化因子浓度增加，可促进巨噬细胞的募集。这些炎症因子又进一步促进肿瘤细胞的增殖、血管生成，抑制肿瘤细胞的凋亡。

18.2.4　雌激素水平

高雌激素水平诱导异位子宫内膜增殖，高雌激血症与内异症囊肿的恶性转化有关，内异症提供的微环境通过多种机制促进过量的雌激素的积累，过量的雌二醇（E_2）可以刺激细胞因子和前列腺素 E_2（PGE_2）的产生，促进肿瘤细胞的生长。

18.2.5　微卫星不稳定性（microsatellite instability，MSI）

MSI 指由于基因复制的错误导致了微卫星长度的变化，进而引起基因组不稳定，导致有致癌作用的基因突变率增加，表现出错配修复异常，最终将导致癌症的发生和发展。与正常的内膜组织相比，内异症患者中 MSI 的发生率较高。

18.3 EAOC 的治疗

18.3.1 高危因素

临床有以下情况应警惕 EAOC：①年龄大于等于 45 岁；②绝经后内异症；③内异症病程长，大于等于 10 年；④内异症相关的不孕；⑤疼痛节律改变：由痛经转为慢性盆腔痛；⑥卵巢内异症囊肿短期内迅速增大，囊肿直径超过 8～9 cm，尤其是大于等于 10 cm；⑦影像学检查提示卵巢囊肿内部实性或乳头状结构，彩超检查病灶血流丰富，阻力低；⑧合并子宫内膜病变。

18.3.2 治疗

EAOC 的治疗应遵循卵巢癌的治疗原则。由于 EAOC 患者发病年龄较轻，期别较早，预后较非 EAOC 要好。但是目前对于 EAOC 的治疗尚无明确的指南。治疗原则：高风险女性可以选择药物（激素）或手术治疗。应根据患者的年龄、生育意愿、家族史以及病理的类型和特点制定个性化治疗方案，包括期待治疗、手术治疗、辅助化疗、放射治疗或联合治疗。

18.3.3 临床意义

尽管内异症女性患卵巢癌的风险增加了 2～3 倍，但患卵巢恶性肿瘤的风险仍然非常低。目前还没有研究推荐对内异症患者进行常规癌症筛查。有研究认为，内异症的手术和激素控制可能降低卵巢癌的风险，仍需要进一步的研究来证实，以更全面地阐明内异症向癌症的分子进展，并确定哪些女性最有可能发生恶性转化。

（临沂市人民医院　王苏荣）

第19章

子宫内膜异位症的立体化预防

内异症的发病人群覆盖青春期至绝经后女性,常伴有疼痛、月经改变、盆腔结节、盆腔包块、不孕等临床症状,对妇女健康及生育危害较大,但其确切病因及发病机制尚未被完全阐明。预防内异症的发生可减少患病率;对内异症早诊断、早治疗有助于控制疾病进展,改善生命质量,保护年轻患者生育力,可避免不良生育结局。大医治未病,防病胜于治病,从源头防治内异症有更大的社会价值和意义。

19.1 内异症的一级预防

内异症的一级预防即病因预防,一级预防是消灭或消除疾病的根本措施。内异症的发生仍然以"种植学说""淋巴及静脉播散学说"和"体腔上皮化生学说"为主,与性激素、免疫、炎症、遗传等因素有关。流行病学数据表明,初潮早、月经周期缩短、经期延长、月经量增多、瘦体型及妊娠或产次的减少与内异症发病风险相关。

(1)鉴于经血逆流种植学说理论,阻止或减少经血逆流可以减少腹膜内异症病灶形成,同时阻止卵泡生长和排卵可能延缓卵巢异位囊肿的形成及生长速度。研究表明,服用避孕药物,尤其是服用2年以上者,卵巢异位囊肿的发生显著减少。对有痛经或月经相关疼痛症状的妇女,强烈推荐使用COC,既可缓解疼痛症状,又有避孕作用,还包含了内异症的一级预防。

(2)为避免医源性子宫内膜播散,经期非必要不行妇科检查,应禁止在经前期、经期或刮宫后当月行子宫输卵管造影或输卵管通液检查等宫腔操作,避免脱落的子宫内膜经输卵管进入盆腔。

(3)应及时发现青春期女性生殖道畸形导致的生殖道梗阻,

积极手术矫正,保持经血流出通畅。

(4)进行健康教育,经期尽量避免剧烈体育运动或其他重体力劳动,月经期避免性生活,以防止体位和腹压变化导致的经血逆流。

(5)响应国家生育政策,鼓励生育,有利于减少内异症发生,缓解内异症症状,减少药物治疗的用药时间。

19.2 内异症的二级预防

二级预防,即针对疾病的亚临床期早发现、早诊断、早治疗的三早原则,目的是避免或延缓内异症的进展,避免或延缓手术治疗。内异症患者在就诊之前往往已有疼痛症状多年,患者未就诊或者就诊后因接诊医师对内异症的认识层次不一,造成内异症的延迟诊断很常见。

对于年轻妇女,在采取不同方法诊断盆腔痛的过程中,应尽早考虑内异症的可能,若临床表现或影像学检查怀疑内异症,无须手术确诊即开始经验性药物治疗,治疗方案可以采取激素治疗如 COC 或孕激素,无生育要求者可选择 LNG-IUS 作为二级预防,开始备孕前可取出。

《子宫内膜异位症的诊治指南(第三版)》指出腹腔镜手术是内异症通常的手术诊断方法。通过腹腔镜可以对病变部位及范围进行探查,并能获得病变组织以进行组织病理学诊断,手术诊断还需包括内异症分期、内异症分型及生育力等情况的评估。对于药物治疗效果不佳的患者,应以临床问题为导向,以患者为中心制定诊疗方案。

19.3 内异症的三级预防

内异症的三级预防又称"临床预防"或"疾病管理",内异症已被视为一种需要长期管理的慢性疾病,需要长期的综合管理。目前,在内异症的三级预防中着重视一级和二级预防,当出现痛经、性交痛、慢性盆腔疼痛等不适时,建议尽早就医,早诊断,早治疗,且注重个体化治疗。临床医师应争取避免或推迟内异症的手术治疗时间,使内异症患者在合适时机做彻底手术,并且术后或生育后、绝经期仍需要进行长期管理。

　　总之,内异症是一种复杂的慢性病,针对病因的一级预防可减少疾病的发生率,二、三级预防可延缓疾病的进展,保护女性的生育健康和改善生活质量。目前,内异症的确切病因及发病机制尚未被完全阐明,对该疾病的探索仍任重道远。

(烟台毓璜顶医院　林爱敏)

第 20 章

子宫内膜异位症的立体化随访和健康宣教

20.1 内异症的随访

针对不同年龄阶段的内异症患者,随访侧重点有所差异,所以针对不同年龄的患者,其随访内容有所不同。

20.1.1 青少年内异症患者

建议每 6 个月随访一次,随访内容应包括疼痛控制情况、药物副作用、妇科超声检查,有卵巢囊肿者应复查肿瘤标志物。同时,应对青少年患者及其家属进行健康教育,告知内异症复发率高和不孕率高,有条件的患者建议尽早完成生育。

20.1.2 育龄期内异症患者

建议每 3~6 个月随访一次。随访内容包括妇科检查、盆腔超声检查、卵巢肿瘤标志物(如 CA125 等)、卵巢功能等。对于有生育计划的患者,应在医生指导和帮助下试孕,尽早完成生育,对于自然试孕失败的患者,可采取辅助生殖技术。

20.1.3 围绝经期及绝经后内异症患者

建议每 3~6 个月随访一次。随访的重点应包括内异症症状的控制情况、卵巢囊肿变化情况,应警惕内异症恶变。随访内容包括妇科检查、盆腔超声检查、卵巢肿瘤标志物(如 CA125、CA199)、卵巢功能等。

20.1.4 内异症复发的患者

建议每 3~6 个月随访一次。随访的重点应包括内异症症状的控制情况、卵巢囊肿变化情况。随访内容包括药物不良反应、妇科检查、盆腔超声检查、卵巢肿瘤标志物(如 CA125、CA199)、卵巢功能等。

20.2 内异症的健康宣教

目前,内异症已被视为一种需要长期管理的慢性疾病,患者需要长期的综合管理。依从性是提高慢性病治疗效果的关键因素之一。对内异症患者开展健康宣教,是内异症诊治过程中及长期管理中必不可少的一个重要环节,不仅能为患者提供更好的管理方案和生活指导,并且也利于临床医生开展临床研究,为内异症的治疗和预防提供更高级别的证据。

以患者为中心,医患双方共同参与,是患者教育的核心。在患者就诊过程中,医务工作者应帮助患者提高内异症是慢性疾病的认识,内异症应像高血压、糖尿病一样,进行长期管理,并与患者共同制订终身管理计划。

患者教育的内容包括月经相关生理知识、内异症症状及处理、高危因素、各种检查的必要性、治疗方案的选择时机、药物使用的必要性、可能出现的并发症、定期复查的必要性等,合并不孕症者需结合生育指导,告知围绝经期及合并高危因素患者内异症恶变的风险等。内异症患者焦虑、抑郁等心理情绪障碍发生率较高,协助患者建立相关的心理社会资源支持系统,确保患者亲属积极参与,可以更好地帮助患者处理心理障碍。

对内异症患者的教育形式应该多样化,主要包括微信群、公共随访平台、健康讲堂、术前宣教、术后教育、建立健康教育宣传栏、制作健康教育宣传手册、播放科普视频、鼓励并指导患者记录自己的疼痛及其他症状的变化等,可以通过传统纸媒以及新媒体加强医患联系。通过建立内异症患者微信群,由医务工作者管理,进行实时随访,及时解答患者疑问;通过健康讲堂、健康教育宣传栏和健康教育宣传手册,扩大内异症的科普、宣教;通过内异症公共卫生随访平台,为每位患者建立内异症电子健康档案,能使相关医护人员实时监控患者病情变化,患者也可通过该平台充分了解相关的疾病诊疗进展;通过社区健康教育宣传栏,对患者及患者家属甚至广大健康人群等进行内异症相关的健康教育。

内异症患者教育的目的是实现医患双方共同制定诊疗方

案，促使患者积极参与到治疗中，消除其不良情绪，有效促进患者的身心健康，有利于医生对患者的定期及长期随访，最终实现内异症的长期、规范管理。

（菏泽市立医院　潘雷）

第21章

子宫内膜异位症典型病例

例1 复发性卵巢子宫内膜异位囊肿手术治疗

患者,29岁。主诉:卵巢囊肿术后3年,进行性痛经7月。现病史:患者3年前行腹腔镜左侧卵巢子宫内膜异位囊肿剥除术与盆腔子宫内膜异位病灶电灼术,术后无明显痛经,未定期复查。积极备孕未受孕。7个月前出现经期下腹痛,呈坠胀感,进行性加重,不能忍受,口服止痛药物缓解,伴有经期发热,体温最高达38.8 ℃,月经周期及经量正常,无恶心、呕吐、腹泻、头痛、头晕等不适。5个月前于外院生殖中心就诊,监测卵泡发育欠佳。1个月前于外院行B超检查示双侧卵巢巧囊。现为进一步诊治,来我院就诊。月经规律,15岁7/(28~30)天,量中等,有痛经。

妇科检查:子宫前位,正常大小,质中,活动度差,轻压痛,左附件区增厚,轻压痛,右附件区可触及直径5 cm包块,活动度差,轻压痛。三合诊:直肠黏膜光滑,子宫直肠陷凹触及结节感,触痛+。辅助检查:CA125 142.20 U/mL;AMH 1.48 ng/mL;B超示左侧卵巢内见2.5 cm×2.1 cm囊性回声,透声差,囊内充满絮样中低回声,未探及明显血流信号。左附件区探及8.1 cm×5.8 cm无回声区,包绕左侧卵巢,内透声差,见细密光点。右侧卵巢内探及6.6 cm×5.3 cm囊性回声,透声差,内见细密光点,未探及明显血流信号。

初步诊断:①盆腔包块:双侧卵巢囊肿? ②盆腔炎。③原发不孕。④卵巢子宫内膜异位囊肿术后。

患者入院复查B超显示,右侧附件区探及一囊性包块,大小约4.9 cm×4.5 cm×4.2 cm,边界尚清,内透声差,内充满细密光点回声。左侧附件区探及两个包块样回声,大者呈类囊样无回声区,范围约9.3 cm×8.2 cm×3.8 cm,囊壁显示欠清,内透声可;小者呈囊实性,大小约 5.7 cm×3.7 cm×3.3 cm,边界尚清,囊性成分透声可,实性成分内回声欠均质。CT 结果（图 21-1)显示,双侧附件区大小不等囊性密度影,左侧最大截面约 4.5 cm×3.7 cm,右侧最大截面约 6.7 cm×5.1 cm,密度不均,平扫右侧囊性灶内见条状高密度影,增强后囊壁可见强化,左侧见分隔样强化,邻近左侧盆腔内见液体密度影。

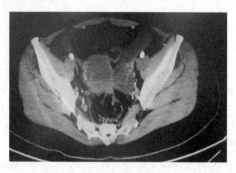

图 21-1　患者盆腔 CT

治疗方案:入院后行腹腔镜下盆腔粘连松解术、腹腔镜左卵巢囊肿剥除术与腹腔镜双侧输卵管切除术。术中见大网膜致密粘连于子宫前壁,与肠管及子宫左附件区粘连包裹形成直径约 7 cm 的包裹性积液(图 21-2)。部分肠管致密粘连于子宫后壁。右卵巢囊性增大,直径 7 cm,与右侧阔韧带后叶致密粘连。分离肠管与子宫间粘连带,吸净积液,暴露左侧卵巢,见左卵巢囊性增大,直径约4 cm,紫蓝色,粘连于左侧阔韧带后叶及子宫左侧壁。双侧输卵管水肿增粗呈腊肠样,致密粘连于卵巢囊肿表面,伞端不可见。子宫后壁与直肠前壁致密粘连,子宫直肠陷凹致密粘连封闭。分离右侧卵巢与周围组织粘连,恢复正常解剖,见囊肿破裂,内容物为巧克力样液体。同法分离左侧卵巢囊肿粘连,见内容物为巧克力样液体。检查双侧囊肿内壁未见乳头样改变。术中 EFI 评分为 2 分。告知患者家属术中所见,要求暂不行右卵巢囊肿剥除,先行 IVF-ET。告知子宫内膜异位症复发风险。提起左侧卵巢,扩大破口,钝锐性剥除囊壁,剥除后见残余皮质较少。打开右卵巢囊腔,电凝囊肿内壁。切除双侧输卵管,暴露子宫直肠陷凹。使用大量生理盐水冲洗。

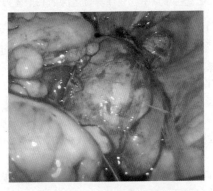

图 21-2 术中所见右卵巢异位囊肿及输卵管积水

术后病理为(双侧)输卵管组织(卵巢表面病损)良性囊肿性病变,囊壁纤维结缔组织增生,局部见子宫内膜样腺体,可见含铁血黄素沉积,结合临床,考虑子宫内膜异位囊肿;另见衬覆柱状上皮的囊壁组织,考虑浆液性囊腺瘤。术后诊断:①盆腔子宫内膜异位症(卵巢型Ⅳ:144);②女性盆腔粘连;③盆腔包裹性积液;④慢性盆腔炎。术后管理:术后积极抗感染治疗,建议术后继续就诊于生殖医学科,完成后续 IVF-ET。

病例总结

由于反复手术对卵巢储备功能影响大,故复发型卵巢子宫内膜异位囊肿较初始治疗应更具个体化,结合患者的生育要求制定相应的治疗策略。本病例由于经期反复腹痛伴发热,不除外合并感染可能,保守治疗效果欠佳,故于生殖医学科完成 IVF 前准备后转妇科手术探查。对于有生育要求的复发患者,术中应尽量保护卵巢功能。在排除囊肿恶变的情况下行囊腔开放,囊壁电凝烧灼处理。术后应早期转生殖医学科完成后续助孕处理。

(山东大学第二医院 张萍 王倩)

例 2 复发性卵巢子宫内膜异位囊肿的长期管理

患者,33 岁。2021 年 11 月 18 日就诊。主诉:双侧卵巢巧囊术后 7 年,发现复发 4 个月。现病史:7 年前于腹腔镜下行双侧卵巢囊肿剥除术,术后病理显示子宫内膜异位囊肿,术后定期复查。2021 年 9 月于外院带曼月乐环治疗。4 个月前复查,B 超显示右附件区见 1.4 cm 囊性回声,左附件区见多个囊性回声,大者约 3.2 cm,考虑巧囊。现月经淋漓不尽,至今伴下腹部坠胀不适。余既往史、个人史、婚育史及家族史均无异常。妇科检查:外阴发育正常,阴道通畅,宫颈光滑,触血阴性,子宫前位,大小正常,活动好,无压痛。双侧附件区扪及增厚,轻压痛。三合诊:子宫直肠陷凹扪及触痛结节。

妇科超声:子宫约 5.6 cm×4.3 cm×5.0 cm,肌层回声尚均匀。内膜厚约 0.5 cm,宫腔内见曼月乐环回声,位置正常。右侧卵巢 3.8 cm×2.4 cm,内见 1.3 cm×1.1 cm 囊性回声,透声差,呈细密弱点状回声。左侧附件区见囊性回声,大小约 4.4 cm×2.7 cm×3.8 cm、4.5 cm×4.5 cm×3.9 cm,前者透声可,后者透声差,呈细密弱点状回声,其边缘见少许卵巢组织。子宫直肠陷凹未见明显液性回声。左侧卵巢囊性回声,透声差者考虑卵巢巧克力囊肿,右侧卵巢囊性回声,不除外卵巢巧囊。CA125:70.13 U/mL。

门诊诊断:①盆腔肿物:卵巢子宫内膜异位囊肿(双侧)? ②双侧卵巢子宫内膜异位囊肿术后。

诊治方案:就诊当日(2021 年 11 月 18 日)开始口服地诺孕素片、中药艾灸(每周一次)。复查情况见表 21-1。

表 21-1 复查情况表

日期	治疗方案	VAS 评分	超声报告
2021 年 11 月 18 日	治疗前	5	左卵巢囊肿 4.5 cm×4.5 cm ×3.9 cm 右卵巢囊肿 1.3 cm×1.1 cm
2022 年 1 月 13 日	(地诺孕素片＋中药艾灸治疗)×2个月	2	左卵巢囊肿 4.4 cm×3.5 cm ×2.9 cm 右卵巢囊肿 1.2 cm×0.9 cm
2022 年 4 月 6 日	(地诺孕素片＋中药艾灸治疗)×5个月	0	左卵巢囊肿 4.2 cm×2.6 cm 右卵巢囊肿 1.8 cm×1.8 cm

病例总结

1.患者巧囊术后 7 年复发,双侧卵巢子宫内膜异位囊肿,左侧 4.5 cm,右侧 1.3 cm,合并子宫直肠陷凹扪及触痛结节,合并疼痛,无生育要求,疼痛合并包块为主,包块小于 5 cm,建议保守治疗,最大限度发挥药物的治疗作用。

2.无生育要求的卵巢异位囊肿复发,如疼痛明显,以药物治疗为首选,需长期使用。术后卵巢异位囊肿复发,早期给予孕激素治疗(地诺孕素),可能避免重复手术。药物治疗可在一定程度上延缓病情进展,推延手术时间,避免手术并发症,但无法明确病灶性质、不能有效缩小病灶。

3.单用中药或与西药联用较单纯西药治疗可能在一定程度上缩小卵巢异位囊肿,缓解盆腔疼痛。

(青岛大学附属医院 王黎明 马德花 郭恩慧)

例 3 卵巢子宫内膜异位囊肿的初始治疗以及长期管理

患者,43 岁,2017 年 2 月 9 日入院。主诉:下腹痛半年,发现盆腔肿物 3 天。现病史:患者近半年无明显诱因出现经期下腹痛,伴肛门坠胀感,偶需服用止痛药物,未诊治。3 天前就诊,VAS 评分 8 分,B 超显示右附件区囊性包块,直径约 7 cm,考虑子宫内膜异位囊肿。既往史、个人史、婚育及家族史均无异常。

妇科检查:子宫平位,如孕 2 个月大,形态欠规则,活动欠佳,无压痛,右侧附件区可触及直径约 7 cm 囊性肿物,活动欠佳,左侧附件区未扪及肿物,无压痛。三合诊:子宫直肠陷凹有触痛,未扪及结节。妇科超声:子宫前位,约 6.7 cm×6.9 cm×5.8 cm,肌壁回声不均匀,肌层见数个低回声结节,均边界清。内膜厚约 1.5 cm,内回声欠均匀。左侧卵巢 2.9 cm×1.9 cm,内未见明显异常回声。右附件区见囊性包块,大小 7.5 cm×6.2 cm,透声欠佳,可见细密点状回声,周边见少许卵巢组织。CA125:44.72 U/mL。

入院诊断:①盆腔包块:卵巢子宫内膜异位囊肿(右侧)? ②子宫肌瘤。

诊治经过:2017 年 2 月 13 日行腹腔镜下盆腔粘连松解术、右侧卵巢囊肿剥除术、子宫肌瘤切除术。术中见宫体略大,表面可见肌瘤样物,大者直径 2 cm,子宫直肠陷凹封闭,子宫后壁与直肠前壁间致密粘连,右侧卵巢内见直径 8 cm 囊性肿物,与右侧腹膜及直肠前壁间致密粘连。

术后病理:右侧卵巢子宫内膜异位囊肿、子宫平滑肌瘤。出院诊断:①卵巢子宫内膜异位囊肿(右侧)(Ⅳ:56 分);②子宫平滑肌瘤。

长期管理及患者随访情况:术后诺雷得 3.6 mg 皮下注射(IH)×3 个月(拟行 6 个周期),患者未坚持,失访 1 年半。2018 年 8 月 8 日门诊复查。妇科超声:左侧附件区见囊性回声,大小约 3.8 cm×3.7 cm,透声差,内见细密点状回声,边缘见部分卵巢组织。2018 年 9 月 8 日妇科超声:右侧卵巢 2.5 cm×1.1 cm,内见 1.3 cm×0.9 cm 囊性回声,透声差。左侧附件区见 4.0 cm×3.6 cm×3.6 cm 囊性回声,透声差,充满细密弱点状回声,周边见部分卵巢组织,提示右侧卵巢内及左侧附件区囊性回声,考虑巧囊。患者当时症状不明显,建议追加药物治疗,患者拒绝,再次失访。2020 年 1 月 2 日再次就诊(1 年半后):经期下腹痛症状明显,VAS 8 分;妇科超声显示右侧卵巢 2.7 cm×1.3 cm,内见 1.1 cm×0.8 cm、0.8 cm×0.7 cm 囊性回声,透声差。左侧附件区见 5.6 cm×5.1 cm×4.7 cm 囊性回声,透声差,充满细密点状回声,周边见少许卵巢组织。反复向患者交代长期管理的重要性,至此遵医嘱每天服用 1 次地诺孕素 2 mg,定期复查。患者复查情况见表 21-2。

表 21-2 复查情况表

日期	治疗方案及疗程	VAS 评分	超声报告
2020 年 1 月 2 日	治疗前	8	左卵巢囊肿 5.6 cm× 5.1 cm×4.7 cm
2020 年 7 月 2 日	地诺孕素×6 个月	4	左卵巢囊肿 2 个:5.4 cm ×3.8 cm、3.5 cm×3.3 cm
2020 年 8 月 26 日	地诺孕素×7 个月	2	左卵巢囊肿 4.0 cm× 4.2 cm×4.0 cm
2022 年 10 月 19 日	地诺孕素×9 个月,加用中药艾灸治疗	2	左卵巢囊肿 4.5 cm× 4.0 cm×4.2 cm
2021 年 1 月 6 日	地诺孕素×12 个月,中药艾灸治疗,停用地诺孕素	0	左卵巢囊肿 3.6 cm× 3.6 cm×3.4 cm
2022 年 2 月 23 日	中药艾灸治疗,每周 1 次×16 个月	0	左卵巢囊肿 2.0 cm ×1.7 cm
2022 年 5 月 23 日	中药艾灸治疗×19 个月	0	左卵巢囊肿 2.7 cm ×2.3 cm

病例总结

1.患者初次就诊时 43 岁,卵巢子宫内膜异位囊肿 7 cm 合并疼痛,存在手术指征,根据指南推荐以腹腔镜手术为首选,推荐囊肿剥除术。

2.术后管理:卵巢子宫异位囊肿保守性手术后复发率高,应药物治疗并长期管理。但该患者最初依从性差，注射 3 针 GnRH-a 后失访，出现卵巢囊肿复发时患者仍然拒绝追加治疗，直至出现疼痛后才接受药物治疗。手术后如疼痛复发，药物治疗为首选，且需长期使用，停药后疼痛的复发率高。如术后子宫内膜异位囊肿复发，则早期给予孕激素治疗（地诺孕素），可能避免重复手术。

3. 单用中药或与西药联用较单纯西药治疗可在一定程度上缩小卵巢子宫内膜异位囊肿，中西医结合治疗有"1+1＞2"的优势。

（青岛大学附属医院　王黎明　马德花　郭恩慧）

例 4　中成药联用治疗会阴侧切口子宫内膜异位症

患者，31 岁，2020 年 5 月因外阴经后肿痛 1 年就诊。患者自述 4 年前因分娩行会阴侧切术后，外阴出现一进行性增大的肿物，近 1 年来经后肿物剧烈疼痛，遂于我院就诊。

妇科检查：显示外阴有一 2 cm×2 cm 肿物，质硬，不规则，触痛。结合病史及专科检查，诊断为会阴侧切口异位症。

治疗方案：患者拒绝手术治疗，遂予活血化瘀、散结消症之中成药联用方案（散结镇痛胶囊、桂枝茯苓胶囊、重楼免煎颗粒）口服及中药消症散外敷治疗。1 个月后患者复诊，述症状略见改善，肿痛较前明显减轻。明确原方案可行后，加用康妇消炎栓直肠给药治疗。连续用药 3 个月后，患者自述肿物疼痛明显缓解，继续予以中成药联用方案，辅以消症散外敷、康妇消炎栓直肠给药。

长期管理及患者随访情况：治疗 1 年后，妇科检查显示外阴肿物明显缩小，大小约 1 cm×1.5 cm，质硬，不规则，无触痛，嘱查肝肾功能，未见异常。继续服用 3 个月药物，停药观察至今。末次随访时间为 2021 年 12 月，患者自述目前已无明显症状。

病例总结

中医认为，子宫内膜异位症的病程可划分为三个阶段。初始阶段为三因致病，经血不循常道以致"离经之血"蓄积于冲任胞宫而成瘀血;日久,瘀血蕴化成毒,可赋予内膜无限增殖力与侵袭力,即在子宫之外浸润、生长的潜能。第二阶段为瘀血化生痰湿,赋予内膜流动性与转移性;痰湿流注,挟瘀毒流动转移至多个不同患病部位,即给予了异位子宫内膜在多部位生长的能动性。第三阶段为痰湿、瘀、毒三者胶结于里,结聚成形,形成癥瘕,即子宫内膜异位症。因此,"瘀""毒""痰湿"是贯穿子宫内膜异位症发病进程的核心病理因素。故临床治疗子宫内膜异位症时以活血祛瘀、解毒化痰为基本治疗大法,采用中成药联用长期治疗的方案。中成药联用方案方中的桂枝茯苓丸意在活血祛瘀,散结镇痛胶囊意在散结化痰,重楼免煎颗粒意在消癥解毒,三者联用亦可发挥汤剂之功效。在口服中成药的基础上,同时结合外治疗法,包括外敷与直肠给药两种方式。外敷选择宫外孕治疗时所用的消癥散,异病同治,取其消癥散结之方义。康妇消炎栓直肠给药,可缓解局部的炎症反应。内服与外治联用,疗效显著。

(山东省中医院 师伟)

例5 回盲部子宫内膜异位症

患者,29岁,因下腹痛1个月就诊。主诉:1个月前无明显诱因出现下腹痛,间断性,程度不剧,可以忍受,无腹泻,无恶心呕吐,大小便正常,无便血、黑便,白带不多。平时月经规律,经量中等,痛经明显,性交痛(一)。

妇科查体:子宫体前位,大小正常,子宫右后方较高位置似可触及囊实性包块下极,触痛(十)。三合诊:直肠黏膜光滑,骶主韧带无明显增厚、触痛。妇科超声:右侧卵巢内探及一囊性包块,大小约 $10.4 \text{ cm} \times 7.0 \text{ cm} \times 5.8 \text{ cm}$,呈多房样,内可见较多分隔回声,暗区内透声不良,部分囊腔内可见实性高回声,大小约 $2.0 \text{ cm} \times 1.6 \text{ cm} \times 1.9 \text{ cm}$,可见较丰富血流信号。盆腔CT平扫、加强(图21-3):右侧附件区见不规则囊实性低密度灶,边界欠清,最大截面约 10.2 cm×5.7 cm，考虑肿瘤。CA125：52.8 U/mL。

入院诊断：盆腔包块。

治疗方案：行经腹肠粘连松解术、盆腔粘连松解术、右侧卵巢巧克力囊肿剥除术、左侧卵巢囊肿剥除术、回盲部包块切除术、回结肠吻合术。术中探查：无明显腹水，子宫前位，大小正常，表面充血，见炎性纤维素样渗出；双侧卵巢囊肿，右侧直径约3 cm，左侧卵巢囊肿直径约2 cm，双侧输卵管水肿并迂曲，失去正常解剖结构。肠管间广泛膜状粘连，肠管与盆底、壁腹膜、子宫后壁、双附件之间致密粘连，回盲部见多囊状紫黑色囊实性包块，直径约7 cm（图21-4），未见阑尾。其余部位肠管表面光滑。探查上腹部各脏器表面光滑。剥离双侧卵巢囊肿。分离肠管与腹壁之间粘连，暴露回盲部肿物，大小约7 cm×8 cm，质硬，多囊实性肿物，取部分肿物送快速病理，快速病理显示回盲部包块符合子内膜异位。请胃肠外科上台协助行回盲部包块切除术与回结肠吻合术，肿物剖视见图21-5。

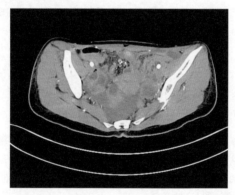

图 21-3　CT图片

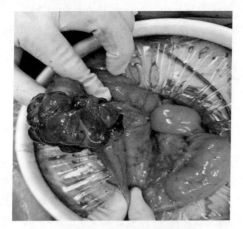

图 21-4 术中探查情况

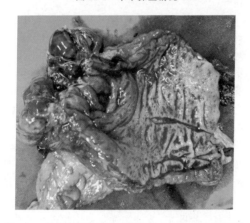

图 21-5 肿物剖视见病灶累及回肠末端黏膜层、浆肌层

术后病理:回盲部子宫内膜异位,切面积 7 cm×2.6 cm,累及肌层及浆膜,紧邻阑尾;上、下切线未查见病变;肠周淋巴结(9 枚)反应性增生;左卵巢良性囊肿,倾向黄体囊肿;右卵巢子宫内膜异位性囊肿。术后诊断:①右卵巢巧克力囊肿;②左卵巢黄体囊肿;③回盲部子宫内膜异位症;④盆腔子宫内膜异位症;⑤盆腔炎。

术后管理：预防性使用抗生素，饮食管理；术后 5 天，拔出引流管，体温正常，出院；术后使用 4 针 GnRH-a，长期口服避孕药管理，3～6 个月复诊。

病例总结

该例患者较为年轻，因腹痛就诊，影像学检查右附件区囊实性包块，术前可疑卵巢肿瘤。对其全面评估、肠道准备，行剖腹探查术。术中表现为回盲部囊实性包块，多房、表面紫黑色，大体观与肿瘤难以鉴别，术中快速病理示回盲部子宫内膜异位症，行回盲部包块切除术与回结肠吻合术，同时合并卵巢型及腹膜型子宫内膜异位症，术后长期管理。回盲部子宫内膜异位症少见，术前诊断困难，文献报道多为个案，多数为手术诊断。

18%～40% 肠道内异症症状与月经周期有关，随着疾病进展，症状可表现为持续性。异位内膜在周期性的激素影响下，在肠道浆膜面种植、增生并浸润肠壁，引起肠道肌层炎症，纤维组织增生、化生或增生过长，病变累及浆膜层、黏膜下层或黏膜层，导致阑尾开口处周围的黏膜内翻、肠腔狭窄、溃疡、回盲部肿块。肠道内异症临床表现多样，从无症状到表现为一系列症候群，如与肠蠕动相伴的疼痛、腹部绞痛、便秘、腹泻、呕吐、直肠痛、不孕、腹部包块、逐渐加重的尿频及周期性便血。这些症状与很多疾病表现相似，如肠易激综合征、缺血性小肠炎或结肠炎、肠道炎症或肿瘤，所以术前诊断困难。肠道内异症的治疗需考虑患者年龄、生育意愿，无梗阻症状时考虑药物治疗，梗阻、出血、不能排除恶性病变时可行肠切除。

（山东省立医院　李春艳　石敏）

例6 原发不孕合并2次卵巢异位囊肿手术,胚胎移植成功妊娠

患者,36岁,2019年10月6日入院。**主诉**:查体发现双侧输卵管积水半年。**现病史**:患者自述既往月经周期规律,半年前健康查体B超提示双侧输卵管积液,偶有下腹坠痛,无发热,无恶心、呕吐,无大小便异常,无阴道异常出血。给予抗炎保守治疗,复查B超示双侧输卵管积水无改善,患者拒绝保守治疗,现为行手术治疗收入院。**既往史**:2007年及2016年各行一次腹腔镜右侧卵巢子宫内膜异位囊肿剥除术。

妇科检查:宫体前位,如常大小,无压痛,双侧附件区增厚,压痛阳性。2019年10月5日**超声检查**:子宫前位,宫体大小约5.9 cm×4.1 cm×5.8 cm,内膜厚约0.8 cm。右侧卵巢约3.6 cm×2.4 cm,内示1.8 cm×1.6 cm囊性回声,透声差,其内侧4.7 cm×2.5 cm迂曲管状回声,透声差,左侧卵巢约2.5 cm×1.5 cm,其下方5.5 cm×2.7 cm迂曲管状回声,透声差。**检查诊断**:双侧输卵管积液待诊。

治疗方案:2019年10月8日行腹腔镜双侧输卵管抽芯切除术。

诊治过程及妊娠结局:2007年于外院行腹腔镜右侧卵巢异位囊肿剥除术;术后复发,于2016年外院行腹腔镜右侧卵巢异位囊肿剥除术;2017年外院行2次IVF助孕治疗失败;2019年4月于我院生殖科就诊,CA125正常,AMH 0.8 ng/mL,FSH 6.25 mIU/mL,LH 5.99 mIU/mL,E2 136 pg/mL,考虑卵巢储备功能下降;2019年4月于我院生殖科行IVF获得3枚胚胎行全胚冷冻;2019年10月8日于我院妇科行腹腔镜双侧输卵管抽芯切除术;2019年11月于生殖科行自然周期冻胚移植术;2019年11月23日查β-HCG,为2066 mIU/mL;停经36周,剖宫产一女婴。

病例总结

此病例第一次手术应选择恰当的手术时机,术中进行分期及生育力评估,术后应尽快受孕,然而此患者第一次术后错过了最佳妊娠时机,亦未用药物长期管理，导致巧囊复发。复发后未能充分评估患者的卵巢功能，而直接行第二次手术，术后出现卵巢储备功能下降。反复手术，出现输卵管积水，影响辅助生殖的成功率，在外院行两次 IVF 助孕均失败。来我院后，彩超提示右侧卵巢内小囊肿，考虑巧囊复发，双侧输卵管积水，经过妇科及生殖科合作，对患者充分评估，尽量减少对卵巢的损伤，仅行双侧输卵管抽芯切除术，术后成功妊娠。

（山东大学齐鲁医院德州医院　王晶）

例 7　囊性子宫腺肌病合并盆腔子宫内膜异位症

患者，26 岁，因"继发性痛经 3 年，加重 2 个月"于 2019 年 11 月 27 日入院。2016 年前开始出现痛经，VAS 3～4 分，口服止痛药物可缓解。2019 年 3 月，彩超提示子宫正常大小，左侧壁小子宫肌瘤，直径约 2 cm，未提示其他异常，给予口服米非司酮治疗 2 个月，停药后第 3 个月恢复月经，月经恢复后痛经明显加重，VAS 8～9 分，非经期也有持续疼痛，严重影响正常生活及工作。

妇科检查：子宫前位，40 天妊娠大小，居中，饱满，质韧，活动度尚可，外形欠规则，左侧壁外凸，压痛明显，双侧附件区未触及明显异常。MRI 检查：子宫前位，外形欠规则，左前壁最大截面约 3.9 cm×3.3 cm，长短 T1 长短 T2 异常信号，欠均匀，内见范围约 2.0 cm×1.3 cm×1.0 cm 短 T1 长 T2 异常信号，病变中心部分病灶呈高信号。彩超：子宫前位，子宫外形不规则，肌层回声不均质，左侧壁可见 38 mm×28 mm 偏低不均回声，外凸，内见范围约 14 mm×7 mm 无回声区，周边可见半环状血流信号。考虑子宫肌瘤。CA125：24.11 U/mL。

临床诊断：结合患者痛经病史，临床拟诊为囊性子宫腺肌病，主要与子宫肌瘤变性及 Robert 子宫鉴别。子宫肌瘤发生囊性变或红色变时，可表现为下腹胀痛、急性腹痛等症状，超声诊断有一定局限型，确诊依赖手术病理。Robert 子宫是较罕见的不对称阻塞型完全中隔子宫畸形，Robert 子宫宫腔内的隔板偏于宫腔一侧,将该侧宫腔完全封闭,使之成为与阴道或对侧宫腔不相通的盲腔,盲腔内积血不能排出而出现严重痛经。MRI 是诊断 Robert 子宫的最佳成像方式,可显示子宫隔板、盲腔内的积血及正常的子宫轮廓,最终确诊仍然依赖手术及病理。本患者表现出与月经相关的周期性腹痛,核磁成像无明显隔板表现,提示为肌壁间病灶,综上考虑暂排除子宫肌瘤变性及 Robert 子宫。

治疗方案:2019 年 11 月 28 日行腹腔镜下子宫病损去除术,术中探查子宫左侧壁可见 4 cm 瘤核外凸向阔韧带,双附件外观未见异常。子宫直肠陷凹腹膜可见散在紫蓝色内膜异位病灶。切除瘤体时见咖啡色陈旧性血性液体流出,见图21-6。

术后病理:子宫腺肌病表现。患者术后未再痛经,术后 3 个月复查超声提示子宫双附件未见异常。出院后周期性口服 COC 治疗 1 年,改为地屈孕酮,自月经第 5 天开始服用,每日 10 mg,使用 21 天并积极试孕,2022 年 4 月 17 日超声提示宫内早孕。

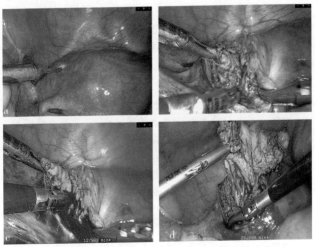

a.左侧壁外凸,宫体注射缩宫素;b.切开肌层,去除病灶;
c.剪开囊腔有陈旧性血性液体流出;d.完整去除病灶

图 21-6 手术情况

病例总结

囊性子宫腺肌病的发病机制尚不清楚，目前有以下两大观点：①先天性疾病：多为青少年型，发病年龄在月经初潮5年之内或18岁之前，最突出的特点是早期严重的痛经。考虑为苗勒氏管发育过程中发生双重叠，多余苗勒氏管未参与融合，因纵隔吸收形成宫腔时残留部分苗勒氏管，初潮后在卵巢激素作用下，残留苗勒氏管上皮周期性出血形成囊腔，囊内压力逐渐增大引起早期痛经，临床易被误诊为女性梗阻型生殖道畸形。②获得性疾病：多为育龄期女性，多项研究均发现患者发病前有不同类型的子宫操作史，如剖宫产手术、宫腔镜检查、分段诊刮术、人流术等。获得性疾病可能是在炎症与感染的作用下，子宫基底层内膜向肌层浸润性生长而形成。囊性子宫腺肌病病灶多位于子宫侧壁近圆韧带起点处，病灶与子宫肌层之间的界限，比经典子宫腺肌病的病灶清晰，但不如子宫肌瘤，这也为术中完整去除病灶提供了可能性。切除病灶后痛经减轻，慢性盆腔痛明显缓解，还保留了大部分正常的子宫组织，有生育要求者术后妊娠率高，复发率低。因此，对于年轻有生育要求的患者，病灶切除术应作为首选治疗方式。而对于年老、无生育要求、可疑恶变或合并其他疾病的患者，可选择子宫全切术。

（德州市妇幼保健院　杨贵霞）

例8　巧囊、腺肌病合并反复种植失败

患者，30岁，婚后3年，未避孕，2年未孕。现病史：月经规律，中度痛经，经量正常。2010年2月经腹行双侧卵巢囊肿剥除术，术中卵巢增大，直径约20 cm，双侧卵巢均与周围组织粘连。术后病理显示双侧卵巢子宫内膜异位性囊肿。2019年2月行HSG，报告显示左侧输卵管周围粘连，右侧输卵管阻塞，重度积水。2020年5月，妇科B超显示子宫腺肌病，宫腔积液，双卵巢

子宫内膜异位囊肿,怀疑右附件区积液、双卵巢包裹性积液。2020年5月,B超显示右侧卵巢窦有2个卵泡,左侧卵巢窦有卵泡2个。肌层回声不均质,内膜线前移。后壁肌层见4.7 cm×4.3 cm低回声结节1个,基础内分泌检查示FSH 11.22 IU/L、LH 3.54 IU/L、$E_2$71.00 pg/mL、催乳素(PRL)23.03 ng/mL、睾酮(To)13.00 ng/dL、AMH 2.38 ng/mL。

初步诊断:①原发性不孕症。②双侧卵巢巧克力囊肿?③子宫腺肌病。④右侧输卵管积水。⑤左侧输卵管周围粘连。⑥双侧卵巢巧克力囊肿剥除术后。

IVF诊疗经历:①患者2020年8月于山东大学附属生殖医院行第1周期IVF,拮抗剂方案促排卵,促性腺激素(Gn)225 IU启动,第10天注射HCG,HCG日发现1.4 cm以上卵泡6个,获卵5枚,D1获2PN受精卵4枚,鲜胚未移植,冷冻3枚囊胚。2021年2月促排卵周期冻胚移植(CET),移植1枚囊胚,未孕。4月HSG显示:宫略偏大,右侧宫角充盈欠佳,宫腔内密度不均匀,隐约见斑片状密度减低区;右侧输卵管未显影;左侧输卵管显影,粗细欠均匀,边缘稍毛糙,远段走行迂曲,充盈较饱满,可见部分造影剂缓慢进入盆腔,弥散局限。6月降调节、替代周期CET,移植1枚囊胚,未孕。7月替代周期CET,移植1枚囊胚,未孕,无剩余胚胎。②2020年8月行腹腔镜下盆腔DE病灶切除、右侧输卵管切除、双侧卵巢异位囊肿开窗引流、肠粘连松解、盆腔粘连松解、宫腔镜检查术。术中见子宫内膜异位症病灶呈膜状包裹于子宫表面;双侧卵巢与子宫后壁粘连,左侧卵巢增大约8 cm,右侧卵巢增大约4 cm,内含巧克力样液体;右侧输卵管迂曲积水;子宫直肠陷凹布满内异症病灶;宫腔形态失常,内膜尚可。术后注射GnRH-a 3次。行第2周期IVF,超长方案促排卵,Gn 300IU启动,Gn第12天注射HCG,HCG日发现1.4 cm以上卵泡6个,获卵8枚,D1获2PN受精卵1枚,继续培养至D3,患者考虑后移植1枚胚胎,获临床妊娠。

病例总结

患者3次CET未孕,可诊断反复种植失败。分析原因时,结合HSG和B超,患者有输卵管积水的可能性大。子宫腺肌病可能会影响胚胎植入。再次IVF助孕前,进行腹腔镜手术处理积水和内异症病灶。虽然仅获卵 1 枚,但获得了临床妊娠。本案例也说明,对反复种植失败合并输卵管积水者,虽然 HSG 提示输卵管近端阻塞,积水仍有可能反流入宫腔,降低 IVF 成功率,此类输卵管积水仍应手术处理。

（山东大学附属生殖医院　颜磊）

例 9　阴道壁子宫内膜异位症

患者,31 岁,2019 年 7 月 22 日入院。主诉:月经干净后尿频、尿痛半年。现病史:患者既往月经规律,15 岁 2/30 天,经量少,偶有血块,无痛经。半年前开始出现月经干净后尿频,每天 10 余次,伴尿痛,无尿急、尿血及排尿困难等其他不适,未就诊。5 个月前查尿常规正常,妇科彩超示子宫及双附件未见明显异常。泌尿系彩超示膀胱壁略厚略毛糙,未予处理。3 个月前患者于我院肾内科就诊,行泌尿系彩超及尿常规均未见明显异常,未予处理。3 天前患者出现月经干净后尿频、尿痛,伴肛门坠胀感、左侧臀部酸胀不适,于我科就诊,行妇科检查未见明显异常,阴道分泌物提示细菌性阴道病,给予对症治疗。患者阴道用药后尿痛较前加重,伴腰痛,排小便后出现肛门坠胀不适,遂于我科复诊,行妇科查体:阴道前壁正中距尿道外口 3.5 cm 处触及 1 cm 的触痛结节,宫体及双附件未见明显异常,双侧骶韧带根部略增厚。

目前诊断:①阴道壁肿物:子宫内膜异位症？②尿道憩室合并感染？

诊治经过:静滴抗生素,请疼痛科、泌尿科会诊,盆腔 MRI 显示阴道前壁与膀胱后壁间软组织团块,考虑子宫内膜异位症可能大;子宫腺肌病合并肌瘤可能性大。行前壁肿物切除术、尿道修补+膀胱镜检查术。术中见阴道前壁中段中线稍偏左侧紫蓝色结节,表面直径约 1.5 cm,位于黏膜下,边界欠清。充分暴露阴道前壁,于阴道膀胱间隙注射生理盐水形成水分离,沿紫蓝色结节外侧剪开阴道黏膜,暴露病灶,并沿病灶外侧锐性分离,沿病灶外侧完整切除病灶,过程中见尿道破裂,使用3-0可吸收线缝合修补尿道,膀胱镜检查见膀胱充盈良好,使用4号丝线缝合加固阴道筋膜,使用2-0可吸收线间断缝合阴道黏膜。台下剖视病灶切面呈咖啡色,术后标本送病理。术后病理:子宫内膜异位病灶。术后随访:术后恢复好,无不适症状。

病例总结

阴道壁子宫内膜异位症发病率低,临床表现不特异,临床诊治经验不足,诊断困难,易被误诊为阴道壁血肿、囊肿、肉芽组织、阴道恶性肿瘤等,诊断主要依靠妇科查体发现紫蓝色结节。无创伤史的阴道壁子宫内膜异位症,其发生机制主要包括淋巴及静脉播散学说,体腔上皮化生学说,苗勒管遗迹化生、免疫学说,遗传因素,雌孕激素代谢异常等,而不能用子宫内膜种植学说解释。治疗以及时手术切除为主,既可明确诊断,又可达到治疗目的。手术范围包括全部病灶及距病灶5～10 mm的正常组织,以达到切缘干净,防止复发的目的。切除时注意不要影响局部解剖结构。

（潍坊医学院附属医院　王廷恒）

例10　多次手术合并卵巢子宫内膜异位囊肿成功妊娠

第1次入院:2013年7月22日至7月31日。主诉:月经淋漓不尽10余天,小便困难,发现腹部包块3天,2年未孕。B超及MRI显示宫颈右后方囊性包块,9.2 cm×9.6 cm×4.7 cm,壁厚;囊内光点稠密;黏膜下肌瘤部分突入阴道,14.3 cm×12.0 cm×6.7 cm;肉瘤不能排除;右肾积水。入院诊断:①黏膜下肌瘤变性?②子宫内异症(右巧囊)。③子宫肉瘤?④重度贫血。⑤右肾积水。手术名称:B超监视下宫腔镜黏膜下肌瘤切除术(TCRM)、腹腔镜右卵巢巧囊剥除。病理:右卵巢子宫内膜异位囊肿伴子宫内膜样囊性腺纤维瘤;黏膜下肌瘤黏液变、透明细胞变,部分富于细胞。术后:GnRH-a治疗。

第2次入院:2013年8月27日至9月3日。主诉:TCRM术后1个月复查。B超及MRI显示子宫8.8 cm×9.3 cm×

7.1 cm,右宫角探及液性暗区,范围约 5.4 cm×5.0 cm×3.3 cm,囊内可见多个较厚分隔回声。入院诊断:①右宫角肌层积液。②TCRM 术后。手术名称:B 超监视下宫腔镜下囊状组织电切术,电切过程中见液体流出,切除囊壁送病理。病理:黏膜下肌瘤红色变性。

第 3 次入院:2014 年 9 月 9 日至 9 月 17 日。主诉:巧囊术后 1 年余,发现双侧卵巢囊肿半个月。B 超:双侧卵巢均与子宫后壁粘连,均探及一囊性暗区,左侧为 4.1 cm×2.9 cm×3.0 cm,右侧为 5.6 cm×4.1 cm×4.6 cm,透声差,充满细密光点;子宫肌层内囊肿 3.0 cm×2.2 cm(憩室?);子宫小肌瘤。入院诊断:①双卵巢巧囊术后复发。②子宫肌层内囊肿(憩室?)。③子宫肌瘤。手术名称:腹腔镜双侧卵巢囊肿剥除、子宫憩室缝合关闭术、盆腔粘连松解术、宫腔镜检查。病理:双侧卵巢子宫内膜异位性囊。术后:6 针 GnRH-a。

2015 年 4 月欲行 IVF-ET 第一个周期。B 超:超声示子宫体大小为 7.8 cm×7 cm,右前壁宫底部肌层见 2.9 cm×1.4 cm 液性暗区 1 处,边缘回声增强,右侧卵巢 2.8 cm×2.2 cm,内见窦卵泡 6 枚,左侧卵巢 2.8 cm×1.4 cm,内见窦卵泡 3 枚。处理:行超长方案,8 月 11 日开始促排卵,HCG 日发现大卵泡 8 枚,内膜 1.4 cm,超声提示内膜线分离,HCG 后 36 小时取卵,获卵 8 枚,IVF,D1 获 2PN 4 枚,D3 移植胚胎 2 枚,未妊娠,D6 冷冻囊胚 1 枚。因超声发现盆腔包裹性积液、子宫肌层囊肿,经与患者沟通,决定先去妇科实施宫腹联合手术。

第 4 次入院:2015 年 6 月 21 日至 6 月 26 日。主诉:发现子宫肌层囊肿 6 天;有生育要求。B 超:右宫底肌层内探及一囊性暗区,大小为 4.3 cm×2.7 cm×2.2 cm,上级距宫底外缘 0.4 cm,下级贴近子宫内膜;右髂窝积液。入院诊断:①子宫肌层内囊肿(憩室?);②盆腔包裹性积液。手术名称:腹腔镜盆腔粘连松解、包裹性积液清除、子宫肌层憩室修补术、宫腔镜检查。

行第 4 次手术后三个月,行 3 次胚胎移植。B 超:超声示子宫右前壁宫底部肌层见 2.3 cm×2.1 cm 低回声结节,内成液性回声(肌瘤液化?)。处理:改行超长方案促排卵,10 月 23 日开始 Gn 启动,HCG 日发现大卵泡 11 枚,获卵 16 枚,IVF,D1 获 2PN

受精卵 8 枚,为预防卵巢过度刺激综合征(OHSS)行全胚冷冻,冷冻囊胚 6 枚(D5 囊胚 2 枚,D6 囊胚 4 枚)。分别于 2015 年 11 月、2016 年 2 月、2016 年 8 月施行三次胚胎移植。2016 年 10 月 B 超示宫内有 2 个妊娠囊,分别约 4.6 cm×2.1 cm、4.0 cm×2.6 cm,均见胎芽及原始心管搏动。

产科第 1 次入院(2017 年 2 月 15 日～2017 年 2 月 19 日):孕 12 周无创 DNA 示 21 三体高风险,孕 18 周羊水穿刺确认其中一胎羊水染色体 47XN+21,另一胎染色体正常。孕 24 周+5 因双胎妊娠一胎 21 三体,2017 年 2 月 17 日于我院行经腹胎儿心脏注射氯化钾减胎术,手术顺利。产科第 2 次入院(2017 年 5 月 16 日～2017 年 5 月 21 日):足月妊娠行剖宫产分娩一女,Apgar 评分 10 分,发育正常,手术顺利。产科第 3 次入院(再次妊娠,2019 年 12 月):足月妊娠行剖宫产分娩一男,Apgar 评分 10 分,发育正常,手术顺利。

病例总结

此例患者卵巢异位囊肿合并巨大黏膜下肌瘤,经多次手术,切除了黏膜下肌瘤以及复发的异位囊肿。后期辅助生殖失败,考虑存在粘连、瘢痕憩室、包裹性积液,再次行手术治疗,后辅助生殖成功。该患者经多次手术,多个问题共存。经过积极手术治疗和辅助生殖技术,最终成功受孕,说明长期管理的重要性。

(山东省立医院　穆玉兰)

例 11　苔藓样子宫内膜异位症

患者,30 岁,2018 年 11 月 11 日就诊。主诉:下腹痛,发现盆腔包块 10 个月。现病史:10 个月前患者无明显诱因出现间断性下腹痛,无发热,无腹泻、便秘,无尿频、尿急、尿痛,无阴道异常流血、流液等,超声检查发现膀胱上方有大小约 4.1 cm×2.4 cm 不均质包块,大网膜数个低回声结节,大者约 0.82 cm×0.37 cm,盆腔积液。妇科检查提示阴道后穹隆可触及结节,轻微触痛,子宫前位,正常大小,活动度欠佳,左附件区可触及一囊实性包块,边界欠清,活动度差,压痛明显,右附件区未见明显异常。CA125 为 495 IU/mL,考虑盆腔包块性质不明:①盆腔炎性包块? ②子宫内膜异位症? ③盆腔恶性肿瘤? 入院后给予患者抗生素(左氧氟沙星＋替硝唑)等治疗 7 天,疼痛明显缓解,复查 B 超提示盆腔包块及大网膜病灶较前稍缩小(3.4 cm×2.86 cm,0.58 cm×0.36 cm),盆腔积液较前增多,期间 PPD 阴性,排除结核,2 周后复查 CA125 显著下降至 117.9 U/mL,好转出院。

院外不定期复查 CA125,于 6 周后降至正常,但盆腔包块逐渐增大(4月2日为 4.0 cm×3.5 cm,8月5日为 5.9 cm×5.6 cm,9月3日为 7.2 cm×5.2 cm,期间因胚胎停育流产 1 次),2018 年11月1日于解放军总医院就诊,超声检查提示子宫右侧混合性团块 7.7 cm×7.4 cm×8.2 cm,超声造影显示囊壁明显强化,可疑恶性,拟手术治疗,再次收入院。患者自发病以来,月经周期、经期、经量无明显变化,无经期下腹痛加重,无发热、寒战,无腹痛、腹胀,无腹泻、便秘、便血,无肛门坠胀感,无尿频、尿急、尿痛等不适,饮食、睡眠可,体重无明显变化。既往史、个人史无特殊。月经婚育史:平素月经规律,经量中等,痛经轻,不需服用药物,G2P0A2L0,2018 年9月因胚胎停育流产 1 次。系统查体:左下腹压痛、反跳痛,余无特殊阳性体征。妇科检查:外阴发育正常,阴道通畅,宫颈光滑,子宫正常大小,活动度欠佳,子宫左后方扪及一直径约 8 cm 包块,边界欠清,活动差,明显触痛。

辅助检查:2018 年1月2日腹部平扫 CT 显示,盆腔见截面约 3.3 cm×2.4 cm 的软组织肿块,边缘模糊,下腹部网膜增厚,可见多发微小结节,盆腔积液较多。2018 年11月11日腹部强化 CT 显示,左侧附件区可见一混杂密度影,直径约 7.1 cm,增强后明显强化,边界欠清,网膜密度增高,子宫左前壁见一等密度结节,直径约 2.8 cm,腹盆腔可见积液。

入院诊断为盆腔包块性质待查:①子宫内膜异位囊肿? ②盆腔恶性肿瘤? 2018 年11月15日术中见(图 21-7)大量咖啡色腹水,约 1000 mL;大网膜表面可见灰红色肿物,直径约 8 cm,质软糟脆,呈烂肉样;子宫略大,外形不规则,表面可见多个肌核凸起,最大者直径约 3 cm;双侧输卵管肿胀,卵巢未见肿瘤,与周围组织疏松粘连;子宫、双侧附件表面、腹壁、结肠旁沟、直肠前壁、小肠表面等处广泛覆盖"苔藓样"纤维素样膜状物,不能清除。切除大部分大网膜及肿物,送快速病理显示:(大网膜)子宫内膜异位症。遂行经腹盆腔及肠粘连松解、大网膜切除、双侧卵巢活检、腹膜多点活检、多发子宫肌瘤剔除、子宫整形术。术后病理:网膜组织内子宫内膜异位症,伴血管扩张、淤血,散在灶性淋巴细胞浸润,腹膜纤维脂肪组织内可见坏死,周围纤维母细胞增生,较多泡沫细胞浸润,子宫腺肌瘤。腹水细胞学:较多红细胞,少量小淋巴细胞及中性粒细胞,未见肿瘤细胞。

最终诊断:①大网膜子宫内膜异位症;②苔藓样子宫内膜异位症(mossy endometriosis);③盆腹腔积液。术后给予4针亮丙瑞林治疗,后口服地诺孕素。目前随访未见复发。

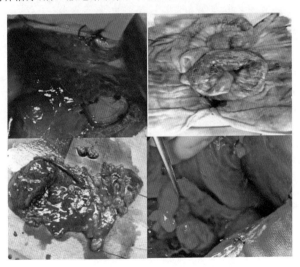

图 21-7　术中情况

病例总结

苔藓样子宫内膜异位症(mossy endometriosis)极为罕见,仅见个案报道。荟萃分析显示:中位年龄29岁,黑人或亚洲人居多,未产妇多见,腹水量大,中位3~4 L,呈巧克力色、血清样或血性,多数缓慢发生,少部分急性发作,约30%的病例伴发右侧胸腔积液。本病主要症状是腹胀和腹痛，其他表现有腹部肿块、恶心或呕吐、食欲下降、体重减轻，严重者甚至出现恶病质，也有局限性腹膜炎报道，极易误诊，最终通过手术探查和病理确诊。Mossy endometriosis 相关腹水需要与结核性腹膜炎、生殖系统恶性肿瘤、肝脏及胰腺疾病、麦格综合征（Demons-Meigs syndrome）鉴别。2/3 的 mossy endometriosis 患者 CA125 升高，MRI 提示病灶区域 T1 高信号，但 CA125 特异性不强，和腹水不是密切相关，超过半数的患者有内异症三联征，即痛经、性交痛和排便困难，详细问诊十分重要。

治疗分为手术治疗和辅助治疗。保守性手术包括腹水引流、内异症病变切除或电灼、粘连松解、单侧输卵管卵巢切除或卵巢囊肿剥除术、子宫切除术、阑尾切除术等，术后复发率高。根治性手术为双侧输卵管卵巢切除术，疗效确切。辅助治疗主要是长期使用药物治疗。激素类药物包括 GnRH-a、孕激素、COC 等。其他药物，如泼尼松龙、NSAIDs、普瑞巴林和激素联合治疗对控制腹水可能有一定作用。

治疗的困惑：子宫及双侧卵巢切除是唯一疗效明确的治疗方法，但不适用于年轻、有生育要求的女性；控制内异症症状需要长期服用孕激素或 COC，但药物对于腹水的作用尚不确定；由于腹膜弥漫性受累以及广泛腹腔粘连，无法切净病灶，术后需要给予 GnRH-a 治疗，停药后腹水容易复发；对于该类患者，不孕症的管理更加困难，通常需要辅助生殖，但卵巢刺激也可能导致腹水复发。

Mossy endometriosis 是一组症状严重的症候群，诊断非常困难，需要腹腔镜或开腹探查来确诊。周期性痛经及月经异常值得警惕，应仔细问诊，全面评估病变部位，尤其是盆腔、脐部和右侧胸腔。GnRH-a 效果良好，但停药后容易复发，最佳治疗策略有待明确。

（聊城市人民医院 李爱华）

例12 双侧巧囊合并阴道壁内异症

患者,40岁,因"同房后阴道疼痛2年"入院。现病史:患者2年前间断性出现同房后阴道疼痛(与月经无明显关系),较剧烈,VAS评分8分,持续1~2分钟后自行缓解,伴血丝样白带,未就诊。1年前开始出现不成形大便,1次/天,无便秘、腹泻、便血等其他不适,小便正常。6个月前于当地行肠镜检查未见明显异常,未治疗。1个月前于当地医院行孕前检查时,妇科检查发现阴道内有一3 cm×2 cm肿物,表面呈紫蓝色,考虑为子宫内膜异位症。月经婚育史:既往月经规律,7/(26~27)天,量中等,偶有轻微痛经(VAS:2分),G2P1A1L1,2007年会阴侧切产1男婴。专科查体(图21-8):外阴发育正常,已婚已产式;阴道左侧壁中段触及一直径约3 cm结节,质硬,表面呈息肉样外观,无出血;三合诊示直肠黏膜光滑;宫颈肥大,Ⅱ型转化区;子宫前位,正常大小;左附件区触及一直径约7 cm包块,活动差,压痛(+);右附件区未及明显异常。辅助检查:妇科超声示左附件区探及5.7 cm×3.6 cm囊性包块,内见分隔及细密点状回声。右卵巢内探及1.9 cm×1.7 cm囊性回声,内见细密点状回声。子宫直肠陷凹探及约4.7 cm×3.0 cm游离液性暗区,内见分隔。直肠左后方探及2.0 cm×0.6 cm低回声,形态不规则,边界欠清,内可见显示少量血流信号,低回声与直肠分界欠清。MRI(图21-9):子宫形态略增大,子宫内膜及结合带可见增厚,右前壁见结节状异常信号突入宫腔,T2WI呈低信号,T1WI呈等信号,直径约0.6 cm。阴道偏左侧壁可见条形异常信号,压脂呈高信号,DWI呈高信号。盆腔内子宫后方直肠前方可见不规则状囊实性异常信号影,最大截面约8.7 cm×5.2 cm,局部T1VI呈高信号、压脂呈低信号,局部T1WI呈低信号,T2WI及压脂呈高信号。盆腔未见肿大淋巴结。肛管右旁见条片状T2WI高信号影,DWI呈高信号。MRI诊断:①子宫内膜增厚、结合带局部结节灶,请结合临床。②阴道左侧壁异常信号、肛管左房异常信号,请结合临床。③盆腔内囊实性含脂肿块,考虑肿瘤可能,建议CT增强检查。

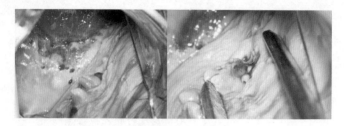

图 21-8　妇科查体所见

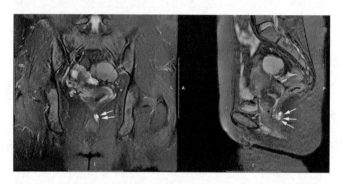

图 21-9　MRI 所见

术前诊断：①双侧卵巢子宫内膜异位症；②阴道子宫内膜异位症。术中所见（图 21-10）：子宫前位，如孕 50 天大小，充血明显，子宫后壁与骶韧带、直肠及双卵巢致密粘连；左侧卵巢增大约 8 cm×7 cm，外观呈紫蓝色，右侧卵巢增大约 5 cm×4 cm，双侧输卵管充血水肿；左骶韧带增粗水肿，质硬。阴道左侧壁触及约 3 cm×3 cm 大小质硬包块。术后病理：(左、右卵巢)良性囊肿，符合子宫内膜异位囊肿。(左骶韧带、阴道左侧壁)子宫内膜异位症。术后诊断：①双侧卵巢子宫内膜异位症；②阴道子宫内膜异位症；③深部子宫内膜异位症。术后使用 GnRH-a＋地诺孕素进行长期管理。

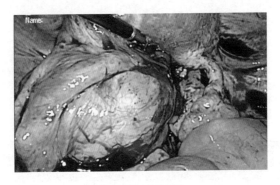

图 21-10　术中所见

病例总结

此病例具有典型内异症的症状和体征,包括多种内异症(卵巢、深部、阴道内异症),其中阴道内异症容易漏诊,若妇科查体不仔细,可能无法发现所有病灶。术中粘连较重,分离粘连后发现不仅存在卵巢巧囊,病变也累及直肠阴道隔和左骶韧带,术中将所有病灶切除。对于内异症患者,要重视查体,防止漏诊特殊部位的内异症。

(山东省立医院　王国云)

附录

子宫内膜异位症相关手术视频

编号	疾病	手术名称	术者	术中单位	手术视频二维码
1	Robert子宫合并子宫腺肌病	宫腔镜检查＋腹腔镜下子宫腺肌病病灶切除	杨贵霞	德州市妇幼保健院	
2	子宫腺肌病	单孔腹腔镜下全子宫双附件切除术	支园园	山东省妇幼保健院	
3	深部内异症	腹腔镜DE病灶切除术	吕昌玉	济南市人民医院	
4	骶韧带内异症＋肠道内异症	腹腔镜下骶韧带内异症病灶＋肠道内异症病灶切除术	王国云	山东省立医院	
5	骶韧带内异症＋肠道内异症	腹腔镜下骶韧带内异症病灶切除＋肠切除＋肠吻合术	王国云	山东省立医院	
6	双侧卵巢巧囊＋深部内异症	腹腔镜下双侧巧囊＋DE病灶切除术	张哲	淄博市中心医院	
7	输尿管内异症＋右肾积水	腹腔镜下右侧骶主韧带内异症病灶切除术	王国云	山东省立医院	

编号	疾病	手术名称	术者	术中单位	手术视频二维码
8	卵巢巧囊	腹腔镜下卵巢巧囊切除术	林爱敏	烟台山毓璜顶医院	
9	卵巢巧囊＋深部内异症	腹腔镜下卵巢巧囊切除＋DE 病灶切除术	王新波	潍坊医学院附属医院	
10	囊性子宫腺肌病	腹腔镜下囊性子宫腺肌病病灶切除术	杨贵霞	德州市妇幼保健院	
11	卵巢巧囊	腹腔镜下卵巢巧囊切除术	吕昌玉	济南市人民医院	
12	输尿管深部内异症	机器人手术系统下输尿管 DE 病灶切除	杨林青	济宁医学院附属医院	
13	卵巢巧囊	腹腔镜下卵巢巧囊切除术	吴兴国	泰安市中心医院	
14	直肠深部内异症	腹腔镜下直肠 DE 病灶切除＋肠吻合术	杨林青	济宁医学院附属医院	
15	直肠阴道隔深部内异症	机器人手术系统下直肠阴道隔 DE 病灶切除	杨林青	济宁医学院附属医院	
16	双侧卵巢巧囊＋残角子宫	腹腔镜下双侧巧囊切除＋残角子宫切除＋宫腔镜检查术	王稳	滕州市中心人民医院	

参考文献

[1]郎景和.子宫内膜异位症研究的深入和发展[J].中华妇产科杂志,2010,2010(4):241-242.

[2]郎景和.关于子宫内膜异位症的再认识及其意义[J].中国工程科学,2009,11(10):137-142.

[3]韩肖彤,郭红燕,孔东丽,等.子宫内膜异位症诊断延迟的原因及影响因素探讨[J].中华妇产科杂志,2018,53(2):92-98.

[4]中国医师协会妇产科医师分会,中华医学会妇产科学分会子宫内膜异位症协作组.子宫内膜异位症诊治指南(第三版)[J].中华妇产科杂志,2021,56(12):812-824.

[5]复方口服避孕药临床应用中国专家共识专家组.复方口服避孕药临床应用中国专家共识[J].中华妇产科杂志,2015,50(2):81-91.

[6]李雷,冷金花,戴毅.LNG-IUS治疗子宫腺肌病相关重度痛经的前瞻性研究[J].中华妇产科杂志,2016,51(5):345-351.

[7]姚书忠,梁炎春.重视子宫内膜异位症手术治疗的恰当性和彻底性[J].中国实用妇科与产科杂志,2020,36(1):45-49.

[8]张信美.深部浸润型子宫内膜异位症的诊治概况[J].中国妇产科临床杂志,2008,9(6):474-476.

[9]冷金花.深部浸润型子宫内膜异位症的诊治进展[J].中国实用妇科与产科杂志,2008,24(1):12-15.

[10]郑玉梅,彭超,陆叶,等.深部浸润型子宫内膜异位症在盆腔子宫内膜异位症中的发生率及其临床病理特征分析[J].中华妇产科杂志,2020,55(6):384-389.

[11]张玉娟,林琪,肖晓群,等.超声诊断深部浸润型子宫内膜异位症累及盆腔组织[J].中国医学影像技术,2018,34(4):573-576.

[12]王静,强金伟.盆腔子宫内膜异位症的常规及功能磁共振研究进展[J].放射学实践,2017,32(1):86-88.

[13]王国云,王凯,袁明,等.子宫内膜异位症立体化管理体系(山东方案)[J].山东大学学报(医学版),2021,59(10):1-16.

[14]戴毅,冷金花.盆腔子宫内膜异位症临床分型[J].中国实用妇科与产科杂志,2013,29(1):6-9.

[15]中国医师协会妇产科医师分会子宫内膜异位症专业委员会,中华医学会妇产科学分会子宫内膜异位症协作组.子宫内膜异位症长期管理中国专家共识[J].中华妇产科杂志,2018,53(12):836-841.

[16]张琬琳,王晓红.子宫内膜异位症相关不孕诊治指南解读[J].实用妇产科杂志,2018,34(5):341-343.

[17]李霞,袁航,黄文倩,等.2018年法国妇产科医师协会/法国国家卫生管理局《子宫内膜异位症管理指南》解读[J].中国实用妇科与产科杂志,2018,34(11):1243-1246.

[18]史精华,张俊吉,戴毅,等.子宫内膜异位症合并子宫腺肌症不孕患者临床手术特点分析[J].现代妇产科进展,2019,28(6):434-437.

[19]冷金花,郎景和.子宫腺肌病的手术治疗[J].实用妇产科杂志,2006(1):10-12.

[20]张震宇,李梦慧.子宫腺肌病及其保守性手术治疗[J].中国实用妇科与产科杂志,2013,29(1):26-28.

[21]艾星子·艾里,郭铮宇,张晓霏.子宫腺肌病高强度聚焦超声消融治疗研究进展[J].山东大学学报(医学版),2022,60(7):36-42.

[22]华克勤,易晓芳.青少年子宫内膜异位症特点和治疗选择[J].中国实用妇科与产科杂志,2021,37(3):277-281.

[23]姬苗苗,袁明,王国云.患者教育在子宫内膜异位症长期管理中的重要意义[J].中国实用妇科与产科杂志,2021,37(3):292-296.

[24]冷金花,戴毅,李晓燕.子宫内膜异位症诊治新理念[J].中华妇产科杂志,2021,56(12):831-835.

[25]彭超,周应芳.药物治疗在子宫内膜异位症长期管理中

的应用和选择[J].中国实用妇科与产科杂志,2021,37(3)：303-308.

[26]刘崇东,娄彤,董靖.子宫内膜异位症恶变[J].山东大学学报(医学版),2019,57(6)：27-32.

[27]乌日娜,曾小芳.子宫内膜异位症相关性卵巢癌的高危因素及预防对策分析[J].中国妇幼保健,2018,33(24)：5775-5778.

[28]郎景和.对子宫内膜异位症认识的历史、现状与发展[J].中国实用妇科与产科杂志,2020,36(3)：193-196.

[29]姜红叶,陈淑琴,姚书忠.改良法治疗巨块型腹壁瘢痕子宫内膜异位症14例临床分析[J].现代妇产科进展,2017,26(6)：453-454+458.

[30]穆琳,刘倩.膀胱与输尿管子宫内膜异位症的研究进展[J].中国生育健康杂志,2021,32(6)：595-598.

[31]中国中西医结合学会妇产科专业委员会.子宫内膜异位症中西医结合诊治指南[J].中国中西医结合杂志,2019,39(10)：1169-1176.

[32]宋景艳,孙振高,王爱娟,等.中药复方改善子宫内膜异位症相关性不孕症妊娠率的系统评价[J].世界中西医结合杂志,2017,12(1)：24-28.

[33]HABIB H,CENTINI G,LAZZERI L,等.肠道子宫内膜异位症诊断和治疗的新观点[J].国际妇产科学杂志,2020,47(6)：676-683+729.

[34]田苗.中药治疗卵巢巧克力囊肿的 META 分析[D].哈尔滨：黑龙江中医药大学,2014.

[35]邢海燕,徐丽霞,梁亚琴,等.中药内服结合保留灌肠治疗子宫内膜异位症的 Meta 分析[J].中医药导报,2017,23(9)：103-108.

[36]卫爱民,沈宇飞.散结镇痛胶囊应用于子宫内膜异位症的系统评价[J].中国实用医药,2014,9(32)：71-72.

[37]师伟,陈思儒,刘志勇.中医综合方案治疗子宫腺肌病临床诊疗流程优化研究[J].山东中医杂志,2021,40(3)：221-226.

[38]李澄,李盼盼,张芳,等.中成药在子宫腺肌病治疗中的

应用研究进展[J].中成药,2019,41(12):2973-2977.

[39]冷金花,史精华.子宫内膜异位症长期管理策略[J].山东大学学报(医学版),2019,57(6):1-5.

[40]中国医师协会妇产科医师分会子宫内膜异位症专业委员会.子宫腺肌病诊治中国专家共识[J].中华妇产科杂志,2020,55(6):376-383.

[41]中华医学会妇产科学分会子宫内膜异位症协作组.子宫内膜异位症的诊治指南[J].中华妇产科杂志,2015,50(3):161-169.

[42]冷金花,史精华.子宫内膜异位症复发的高危因素及其防治策略[J].中华妇产科杂志,2018,53(9):640-643.

[43]彭超,周应芳.复发性卵巢子宫内膜异位症的管理[J].中国实用妇科与产科杂志,2022,38(5):491-495.

[44]郎景和.子宫内膜异位症和肿瘤:兼论子宫内膜异位症恶变[J].中华妇产科杂志,2019,54(9):577-581.

[45]周应芳,彭超,冷金花.要重视子宫内膜异位症的一级和二级预防[J].中华妇产科杂志,2020,55(9):624-626.

[46]赵瑞华.子宫内膜异位症,了解它,战胜它[M].北京:中国中医药出版社,2021.

[47]ZONDERVAN K T,BECKER C M,MISSMER S A. Endometriosis[J]. N Engl J Med,2020,382(13):1244-1256.

[48]VERCELLINI P,ABBIATI A,VIGANÒ P,et al. Asymmetry in distribution of diaphragmatic endometriotic lesions: Evidence in favour of the menstrual reflux theory[J]. Hum Reprod,2007,22(9):2359-2367.

[49]VERCELLINI P,VIGANÒ P,SOMIGLIANA E,et al. Endometriosis: Pathogenesis and treatment[J]. Nat Rev Endocrinol,2014,10(5):261-275.

[50]AHN S H,KHALAJ K,YOUNG S L,et al. Immune-inflammation gene signatures in endometriosis patient[J]. Fertil Steril,2016,106(6):1420-1431.

[51]ZHANG T,DE CAROLIS C,MAN G C W,et al. The link between immunity,autoimmunity and endometriosis: A literature

update[J]. Autoimmun Rev，2018,17(10):945-955.

[52]LI M，LU M S，LIU M L，et al. An observation of the role of autophagy in patients with endometriosis of different stages during secretory phase and proliferative phase[J]. Curr Gene Ther，2018,18(5):286-295.

[53]The members of the Endometriosis Guideline Core Group. ESHRE guideline: Endometriosis[J]. Hum Reprod Open，2022, 2022(2): hoac009.

[54]ZONDERVAN K T，BECKER C M，KOGA K，et al. Endometriosis[J]. Nat Rev Dis Primers，2018,4(1):9.

[55] D'ALTERIO M N，D'ANCONA G，RASLAN M. Management challenges of deep infiltrating endometriosis[J]. Int J Fertil Steril，2021,15(2):88-94.

[56]ROLLA E. Endometriosis: Advances and controversies in classification，pathogenesis，diagnosis，and treatment[J]. F1000Res，2019(8):F1000 Faculty Rev-529.

[57] ROMAN H，BUBENHEIM M，HUET E，et al. Conservative surgery versus colorectal resection in deep endometriosis infiltrating the rectum: A randomized trial[J]. Hum Reprod，2018, 33(1):47-57.

[58]CECCARONI M，CLARIZIA R，LIVERANI S，et al. Dienogest vs GnRH agonists as postoperative therapy after laparoscopic eradication of deep infiltrating endometriosis with bowel and parametrial surgery: A randomized controlled trial[J]. Gynecol Endocrinol，2021,37(10):930-933.

[59] LEONARDI M，ESPADA M，KHO R M，et al. Endometriosis and the Urinary Tract: From Diagnosis to Surgical Treatment[J]. Diagnostics (Basel)，2020,10(10):771.

[60]AGARWAL S K，CHAPRON C，GIUDICE L C，et al. Clinical diagnosis of endometriosis: A call to action[J]. Am J Obstet Gynecol，2019,220(4):354.e1-354.e12.

[61] KOKOT I，PIWOWAR A，JEDRYKA M，et al. Diagnostic significance of selected serum inflammatory markers

in women with advanced endometriosis[J]. Int J Mol Sci, 2021, 22(5):2295.

[62]ZHANG X, HE T, SHEN W. Comparison of physical examination, ultrasound techniques and magnetic resonance imaging for the diagnosis of deep infiltrating endometriosis: A systematic review and meta-analysis of diagnostic accuracy studies[J]. Exp Ther Med, 2020,20(4):3208-3220.

[63]NISENBLAT V, BOSSUYT P M, SHAIKHR, et al. Blood biomarkers for the non-invasive diagnosis of endometriosis [J]. Cochrane Database Syst Rev, 2016(5):CD012179.

[64]SYMONS L K, MILLER J E, KAY V R, et al. The immunopathophysiology of endometriosis[J]. Trends Mol Med, 2018, 24(9):748-762.

[65]BROWN J, CRAWFORD T J ALLEN C, et al. Nonsteroidal anti-inflammatory drugs for pain in women with endometriosis[J]. Cochrane Database Syst Rev, 2017, 1 (1):CD004753.

[66]ABOU-SETTA A M, AL-INANY H G, FARQUHAR C M. Levonorgestrel-releasing intrauterine device (LNG-IUD) for symptomatic endometriosis following surgery[J]. Cochrane Database Syst Rev, 2006(4): CD005072.

[67]FALCONE T, FLYCKT R. Clinical management of endometriosis[J]. Obstet Gynecol, 2018,131(3):557-571.

[68]MUZII L, GALATI G, DI TUCCI C, et al. Medical treatment of ovarian endometriomas: A prospective evaluation of the effect of dienogest on ovarian reserve, cyst diameter, and associated pain[J]. Gynecol Endocrinol, 2020,36(1):81-83.

[69]SONG S Y, PARK M, LEE G W, et al. Efficacy of levonorgestrel releasing intrauterine system as a postoperative maintenance therapy of endometriosis: A meta-analysis[J]. Eur J Obstet Gynecol Reprod Biol, 2018,231:85-92.

[70]CHEN Y J, HSU T F, HUANG B S, et al. Postoperative maintenance levonorgestrel-releasing intrauterine

system and endometrioma recurrence: A randomized controlled study[J]. Am J Obstet Gynecol, 2017, 216(6):582. e1-582. e9.

[71] TAYLOR H S, KOTLYAR A M, FLORES V A. Endometriosis is a chronic systemic disease: Clinical challenges and novel innovations[J]. Lancet, 2021,397(10276): 839-852.

[72] SOGC Clinical Practice Gynaecology Committee. Endometriosis: Diagnosis and management. SOGC Clinical practice guideline No. 244, July 2010[J]. J Obstet Gynaecol Can, 2010,32(Suppl):S1-S33.

[73]CHAPRON C, MARCELLIN L, BORGHESE B, et al. Rethinking mechanisms, diagnosis and management of endometriosis[J]. Nat Rev Endocrinol, 2019,15(11): 666-682.

[74] ETIC Endometriosis Treatment Italian Club. When more is not better: 10 'don'ts' in endometriosis management. An *ETIC* position statement[J]. Hum Reprod Open, 2019, 2019(3):hoz009.

[75] TOMASSETTI C, GEYSENBERGH B, MEULEMAN C, et al. External validation of the endometriosis fertility index (EFI) staging system for predicting non-ART pregnancy after endometriosis surgery[J]. Hum Reprod, 2013,28(5):1280-1288.

[76] SAUVAN M, CHABBERT-BUFFET N, GEOFFRON S, et al. Management of painful endometriosis in adolescents: CNGOF-HAS Endometriosis Guidelines[J]. Gynecol Obstet Fertil Senol, 2018, 46(3):264-266.

[77]STUPARICH M A, DONNELLAN N M, SANFILIPPO J S. Endometriosis in the adolescent patient[J]. Semin Reprod Med, 2017,35(1):102-109.

[78]SEO J W, LEE D Y, YOON B K, et al. The efficacy of postoperative cyclic oral contraceptives after gonadotropin-releasing hormone agonist therapy to prevent endometrioma recurrence in Adolescents[J]. J Pediatr Adolesc Gynecol, 2017, 30(2):223-227.

[79]SARIDOǦAN E. Adolescent endometriosis[J]. Eur J

Obstet Gynecol Reprod Biol，2017，209：46-49.

[80]STAAL A H，VAN DER ZANDEN M，NAP A W. Diagnostic delay of endometriosis in the netherlands[J]. Gynecol Obstet Invest，2016，81(4)：321-324.

[81]KUZNETSOV L，DWORZYNSKI K，DAVIES M，et al. Diagnosis and management of endometriosis：Summary of NICE guidance[J]. BMJ，2017，358：j3935.

[82]WISE J. NICE urges GPs to diagnoses endometriosis more quickly[J]. BMJ，2017，358：j4186.

[83]NEZHAT F，APOSTOL R，MAHMOUD M，et al. Malignant transformation of endometriosis and its clinical significance[J]. Fertil Steril，2014，102(2)：342-344.

[84]MATIAS-GUIU X，STEWART C J R. Endometriosis-associated ovarian neoplasia [J]. Pathology，2018，50 (2)：190-204.

[85] ACOG Committee Opinion No. 760：Dysmenorrhea and endometriosis in the adolescent[J]. Obstet Gynecol，2018，132(6)：e249-e258.

[86]GEMMELL L C，WEBSTER K E，KIRTLEY S，et al. The management of menopause in women with a history of endometriosis：A systematic review[J]. Hum Reprod Update，2017，23(4)：481-500.

[87] TAN D A，ALMARIA M J G. Postmenopausal endometriosis：Drawing a clearer clinical picture[J]. Climacteric，2018，21(3)：249-255.

[88] COPE A G，VAN BUREN W M，SHEEDY S P. Endometriosis in the post-menopausal female：Clinical presentation，imaging features，and management[J]. Abdom Radiol (NY)，2020，45(6)：1790-1799.

[89]ALIO L，ANGIONI S，ARENA S，et al. Endometriosis：Seeking optimal management in women approaching menopause[J]. Climacteric，2019，22(4)：329-338.

[90] YOHANNES P. Ureteral endometriosis[J]. J Urol，

2003,170(1):20-5.

[91]NEZHAT C，KATLER Q S. Ureteral endometriosis requiring bilateral ureteroneocystotomy：Saving the endangered kidneys[J]. Fertil Steril，2021,115(1):98-99.

[92]ROUSSET P，BUISSON G，LEGA J C，et al. Rectal endometriosis：Predictive MRI signs for segmental bowel resection[J]. Eur Radiol，2021,31(2):884-894.

[93]SHAN J，CHENG W，ZHAI D，et al. Meta-Analysis of chinese traditional medicine bushen huoxue prescription for endometriosis treatment[J]. Evid Based Complement Alternat Med，2017:5416423.

[94]WU B，YANG Z，TOBE R G，et al. Medical therapy for preventing recurrent endometriosis after conservative surgery：A cost-effectiveness analysis[J]. BJOG，2018,125(4):469-477.

[95]CECCARONI M，BOUNOUS V E，CLARIZIA R，et al. Recurrent endometriosis：A battle against an unknown enemy [J]. Eur J Contracept Reprod Health Care，2019,24(6):464-474.

[96]LI X Y，CHAO X P，LENG J H，et al. Risk factors for postoperative recurrence of ovarian endometriosis：Long-term follow-up of 358 women[J]. J Ovarian Res，2019,12(1):79.

[97]MUZII L，DI TUCCI C，ACHILLI C，et al. Continuous versus cyclic oral contraceptives after laparoscopic excision of ovarian endometriomas：A systematic review and meta analysis[J]. Am J Obstet Gynecol，2016,214(2):203-211.

[98]SAMPSON J A. Endometrial carcinoma of the ovary，arising in endometrial tissue in that organ[J]. Arch Surg，1925,10:1-72.

[99]LIMÓN-PACHECO J，GONSEBATT M E. The role of antioxidants and antioxidant-related enzymes in protective responses to environmentally induced oxidative stress[J]. Mutat Res，2009,674(1-2):137-147.

[100]WORLEY M J JR，LIU S，HUA Y，et al. Molecular

changes in endometriosis-associated ovarian clear cell carcinoma [J]. Eur J Cancer, 2015, 51(13): 1831-1842.

[101]DAWSON A, FERNANDEZ M L, ANGLESIO M, et al. Endometriosis and endometriosis-associated cancers: New insights into the molecular mechanisms of ovarian cancer development [J]. Ecancermedicalscience, 2018(12): 803.

[102]MUNKSGAARD P S, BLAAKAER J. The association between endometriosis and ovarian cancer: A review of histological, genetic and molecular alterations[J]. Gynecol Oncol, 2012, 124(1): 164-169.

[103]NESS R B. Endometriosis and ovarian cancer: Thoughts on shared pathophysiology[J]. Am J Obstet Gynecol, 2003, 189(1): 280-294.

[104]YU H C, LIN C Y, CHANG W C, et al. Increased association between endometriosis and endometrial cancer: A nationwide population-based retrospective cohort study[J]. Int J Gynecol Cancer, 2015, 25(3): 447-452.

[105]HARRIS H R, EKE A C, CHAVARRO J E, et al. Fruit and vegetable consumption and risk of endometriosis[J]. Hum Reprod, 2018, 33(4): 715-727.

[106]MISSMER S A, CHAVARRO J E, MALSPEIS S, et al. A prospective study of dietary fat consumption and endometriosis risk[J]. Hum Reprod, 2010, 25(6): 1528-1535.

[107]NODLER J L, HARRIS H R, CHAVARRO J E, et al. Dairy consumption during adolescence and endometriosis risk [J]. Am J Obstet Gynecol, 2020, 222(3): 257.e1-257.e16.

[108]PARAZZINI F, CIPRIANI S, BRAVI F, et al. A metaanalysis on alcohol consumption and risk of endometriosis[J]. Am J Obstet Gynecol, 2013, 209(2): 106.e1-10.

[109]PARAZZINI F, VIGANÒ P, CANDIANI M, et al. Diet and endometriosis risk: A literature review[J]. Reprod Biomed Online, 2013, 26(4): 323-336.

[110]SAPKOTA Y, FASSBENDER A, BOWDLER L, et